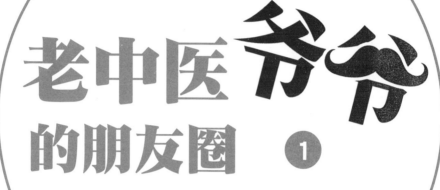

老中医爷爷的朋友圈 ①

论孕妈妈的正确打开方式

张中和 著

团结出版社

U0198064

图书在版编目（ＣＩＰ）数据

老中医爷爷的朋友圈. 1，论孕妈妈的正确打开方式 /
张中和著. -- 北京 ：团结出版社，2017.10
　　ISBN 978-7-5126-4665-0

　　Ⅰ．①老… Ⅱ．①张… Ⅲ．①中医学－保健－基本知
识②孕妇－妇幼保健 Ⅳ．①R212②R715.3

　　中国版本图书馆CIP 数据核字(2016)第 297115 号

出　　版：团结出版社
　　　　　（北京市东城区东皇城根南街 84 号　邮编：100006）
电　　话：(010) 65228880　65244790 （出版社）
　　　　　(010) 65238766　85113874　65133603（发行部）
　　　　　(010) 65133603（邮购）
网　　址：http://www.tjpress.com
E-mail：zb65244790@vip.163.com
　　　　　fx65133603@163.com（发行部邮购）
经　　销：全国新华书店
印　　装：三河市祥达印刷包装有限公司

开　　本：190mm×210mm　　　24 开
印　　张：11
字　　数：232 千字
印　　数：4045
版　　次：2017 年 10 月　第 1 版
印　　次：2017 年 10 月　第 1 次印刷

书　　号：978-7-5126-4665-0
定　　价：30.00 元

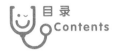

目录
Contents

Contents

老中医爷爷的朋友圈一——论孕妈妈的正确打开方式

老中医爷爷的朋友圈——论孕妈妈的正确打开方式

第 一 篇

one

孕期保健基础:

做个健康准妈妈

老 中 医 爷 爷 的
朋 友 圈 1

01 孕早期饮食要注重，但也要均衡自然不能太刻意

从卵子成功受精的一刻开始，新生命已经悄悄在我们体内生长了，直到孕妈妈出现一系列妊娠早期现象，恶心呕吐，食欲不振，偏食挑食，准妈妈们开始关注自己体内的新生命了。

从确诊怀孕开始，妈妈们孕育新生命的使命感油然而生，正如我身边不同朋友的媳妇、闺女、朋友一样，大家的饮食开始变得矜贵起来了。因为大家都知道，妈妈吃什么，很大程度上影响并决定着宝宝的健康发育。加上妈妈的口味是越来越难适应了，伴随着害喜症状的出现，不少准妈妈都会有"吃什么都没胃口，吃了吐，吐了吃，辛苦得很"的感觉。因此，照顾孕妇的亲友们总是准备各种精心炮制的美食，希望帮助准妈妈们安胎、养胎。

像爷爷朋友的儿媳妇小燕一样，作为上班族白领，在得知自己怀孕之后，考虑到身体虚弱、气血不足等问题，从全力安胎的角度出发，便把工作辞了，回家养胎。爷爷的朋友对这个宝贝孙子的到来自然是欢喜万分，便把儿媳妇儿小燕当宝贝一样宠着。给小燕炖的补品可谓多不胜数，母鸡炖花胶、燕窝粥、乌鸡汤、鱼头汤等不胜枚举。可是调理了大半个月，却发现小燕每次吃下去之后不久就会全部吐出来，浪费且不说，眼见着小燕什么都吃不了，身体消瘦，这可怎么行，还正是头两个月的关键时刻呢。

于是，爷爷的朋友便带着儿媳妇来找爷爷。爷爷给小燕看诊后发现，她食欲不振，呕吐加剧，一来是害喜等怀孕的自然反应所致，二来是因为小燕身体虚弱，脾胃亏虚，怀孕后大量食用难以消化，营养

丰富的强剂量补品，无疑加重了她的脾胃负担。长此以往就导致小燕一吃就想吐的情况，影响了小燕本身的气血生化，这是不利于胎儿发育的。

爷爷告诉她的朋友，孕妇早期，尤其是头三个月，对于饮食自然是要格外注意的，但也不能总吃矜贵的，主要是讲求饮食均衡，少吃伤胎儿的食物就成，并不是说都得吃得特别好。"自然"、"均衡"是孕早期安胎养胎的两大原则。所谓"自然"，就是不强求，平时吃什么，怀孕之初也可以照样吃，只要注意不要吃伤胎的东西就成。

那什么是不利于胎儿发育的食物呢？从传统医学上讲，主要是类似凉瓜、黄瓜、绿豆、芭蕉等寒凉的食品，以及蒲公英、凤梨、芹菜、韭菜等活血祛瘀等食材。寒凉以及活血祛瘀的食物是怀孕早期的大忌。至于"均衡"就是指在日常饮食中，不能太偏食、挑食，就拿小燕来说，给她每天做大补的炖品，确实是有利于巩固胎儿发育，吸收钙质、铁质等营养元素。可是从均衡营养的角度上讲，果蔬也是不可忽略的，在饮食中也要有适量。

整体来讲，孕早期的饮食安排，既要规避不利于胎儿发育的食材，还要在此基础上讲求自然饮食和营养均衡，不能食用过多大补食材，这样容易给准妈妈的脾胃造成负担，不利于妈妈本身的气血生化运行，最终影响胎儿健康发育。

⑫ 孕早期安胎为主，要注重饮食调理

一个新生命出现在妈妈体内是一件神圣的事情，每个家庭也会为之狂喜，继而开始手忙脚乱地准备一系列事宜，然后准妈妈们进入安胎阶段。

所谓安胎，从字面上看就是安心养胎的意思。很多人以为安胎就是好吃好喝好好休息，实际上并非如此，安胎主要分为饮食和锻炼两方面，在怀孕早期，最重要的便是注重饮食调理。

怀孕早期通常是指怀孕的前三个月，是胚胎着床发育的重要时期，所以这个时候妈

妈们的饮食习惯在很大程度上决定了体内宝宝的发育，此时宝宝所需的全部营养，都来自妈妈。简单来说就是妈妈吃的准，宝宝就会健康发育。

在怀孕早期，要营养均衡，爷爷强调，对孕妇来说，高脂肪、高蛋白质、高糖分的食品尽量要少吃，对腹中的胎儿不好。而且孕早期绝对要禁止的食品有甲鱼、马齿苋、薏米、芦荟、螃蟹等，准妈妈们要自己注意，同时也要禁辛辣生冷的食物。

那么在孕早期，妈妈们应该吃什么呢？

蛋白质是孕妇每天必须摄取的营养。在怀孕早期孕妇应该经常食用一些豆制品，或每天一杯牛奶，最好是喝没有任何添加剂的牛奶，以防孩子在腹中发育时吸收到添加剂。

准妈妈要在妊娠期间对铁极为重视。而且孩子在发育的过程中血液与母亲是相连在一起的，母亲的血液循环也对孩子有很大的影响，孕妇在怀孕期间的血量会增加也是这个原因。如果铁的供应量不足，孕妇就会贫血，继而影响胎儿的发育，使新生儿贫血。因此，孕妇应该多吃一些含铁量较丰富的食物，如鸡蛋、鱼肉等，其中鸡蛋为最好。在主食中，面食含铁一般比大米多，吸收比大米快，因而孕妇应该多吃些面食，如面包、面条等。

维生素在哪里都不能缺少，无论是孕妇还是胎儿都需要充分的吸收。孕妇应该注意补充多种维生素。孕妇在早期时会对叶酸的需要量比正常人高，缺乏叶酸，孕妇易发生巨幼红细胞性贫血，严重者可引起流产；维生素 C 如果供应不足，会导致孕妇贫血的可能性增加，同时维生素 C 还对胎儿的骨骼、牙齿的正常发育有促进作用；维生素 D 有调节钙磷代谢的作用，可预防和治疗佝偻病；维生素 A 能帮助胎儿正常生长和发育，防止新生儿畸形生长。但要切记维生素的摄取量不可过多，要在医生的指导下补充。

除了饮食之外呢，有几点事项在准妈妈们的怀孕早期也非常重要，如不要染发、烫发，不要穿高跟鞋，注重个人卫生，保持愉快的心情，适当地运动，都是对体内的宝宝非常好的。

对准妈妈来说，在怀孕初期，最危险的事情莫过于流产了，所以孕早期以安胎为主，摄取均衡的饮食、选择多样、天然、健康的食物，尽量少吃加工食品，注意食物清淡易消化，随时注意饮食调理，注意休息，这样更有利于生一个健康的宝宝。

03 孕期要保证足够的饮水量

大家都知道，水是人体内液的主要来源，它有平衡体温、保证新陈代谢正常的作用。人体的70%都是水，而我们肚子里的胎儿，体重中有超过八成是水。可见，想要养育出水灵灵的健康胎儿，充足的水分是极为重要的；另外，我们要给胎儿一个舒适的发育环境，就要保证有足够多的羊水，而这些羊水也需要准妈妈多喝水来补充。

就像爷爷的一个患者小刘一样，上班时每天都忙忙碌碌的，吃饭都是赶着时间吃，喝水更是少得可怜了。就这样一边怀孕一边上班，坚持了两个月，小刘就出现了很多不适。自己吃的东西都吐出来不说，还越来越消瘦，皮肤也看起来暗黄没有亮泽，肚子也比同孕期的准妈妈看起来小。做孕期检查的时候，爷爷告诉她这是孕妇早期身体劳累，饮水过少导致身体缺水、皮肤暗黄、羊水不足的表现。之后，小刘听从了爷爷的建议，每天大量补充水分，上班也没以前那么拼命了，再到医院复查的时候，气色和宝宝的状况都好多了。

在怀孕期间，为了让婴儿有更好的生长环境和发育所需要的营养，孕妇身体所需要的水分大概是以前所需要的两倍。家长要多准备一些水果，不定期煲汤给准妈妈们补充身体所需要的水分。

准妈妈们在安胎过程中要注意适度和适量两方面。

适度就是说在什么时候该补充什么就补充什么，在怀孕早期多吃一些安胎的食物，如鱼头汤之类的清淡汤类，还有苹果菠萝一类的水果，切忌那些凉性汤，如绿豆汤，还有梨子一类的水果。

适量就是说该喝多少就喝多少。不要觉得喝水麻烦而一次性喝很多，每天只喝几次；也不要因为不好喝就只喝一点。这样做不仅对准妈妈的身体不好，肚中的胎儿更难以适应这样的营养供给方式。

总的来说，孕期需要消耗更多的水分。水是你身体中的运输系统，因为水是血浆的主要成分，是血容量增加的基本要素。水通过血液把营养带给孩子，并且水也能够生成羊水，足够的羊水量可以为胎儿提供活动范围，有利于胎儿的发育，同时羊水也是胎儿的天然屏障，减缓外界的冲击，在一定程度上保护胎儿为胎儿营造一个良好的生活环境。

04 不能因为害喜无胃口就少进食

刚开始害喜会让女性产生恐惧的情绪，所以在怀孕初期女性的情绪不容易稳定。而害喜的初期女性又常常会有乳房膨胀、恶心呕吐、容易疲倦、尿频嗜睡等症状，所以在无胃口的情况下，她们会有"无胃口就少进食"的想法和打算。这是万万不行的。

孕期宝宝在妈妈的肚子里，宝宝的营养都是通过妈妈的饮食来汲取的，宝宝的健康与妈妈的饮食息息相关。宝宝是一个家庭的希望，是爱情的结晶。每一对父母都期待一个健康宝宝的降临。在一个家庭里，孕妇会被每一个家庭成员细心呵护和照料，甚至有的长辈为了顺她们的心意过分偏爱她们，任由她们管理自己的饮食。我们是不提倡这种行为的，健康的宝宝需要孕期有适当的饮食来补充营养。

害喜我们不能避免，但是我们可以深入探究害喜的原因来缓解症状。准妈妈不想进食是因为害喜让她恶心想吐，看到食物就反胃，所以我们改善害喜症状就能改善饮食习惯。体内 HCG 是导致害喜的根本原因，这个我们改变不了。但是另一方面，因为准妈妈体内新陈代谢较快，营养供应不足也是导致害喜的原因之一。所以我们应该把重心放在准妈妈的饮食习惯上。害喜期孕妇比较喜欢酸的食物，比如酸枣、西红柿、话梅。这些食物可以吃但不能多吃，营养均衡很重要。另外，比如说水果、杂粮、牛奶、姜糖对孕妇的健康有好处，平常可以多吃些清淡的食物来缓解孕吐，最重要的是多吃富含维生素的食物。如果孕期真的吃不了太多东西，可以少吃多餐补充营养，切记不可空腹。

孕期我们要做情绪的主人，每天保持愉快的心情。一方面可以有效缓解害喜的症状，减少压力；另一方面也可以减少家人对自己的担忧，每天可以做些自己喜欢的事情来缓解心情。

总而言之，准妈妈在宝宝的成长健康中扮演着重要的角色。孕期我们不可以因为自己身体的原因而有无胃口、少进食的想法，而应该用适当的方法来缓解害喜症状从而改善饮食习惯。害喜期间二三月份最严重，到了第 4 个月会自然改善。母爱是最无私的，各位准妈妈为了宝宝的健康，一定不可以因为害喜无胃口就少进食。

 ## 05 如何巧妙解决孕早期 食欲不振的问题

爷爷老同学的女儿，就是在孕早期的时候突然食欲不振，变得没胃口，不想吃饭，平常喜欢吃的东西也不想吃了，一到夜晚就止不住地呕吐。爷爷的老同学很是着急，特地到农村买了几只土鸡来煲汤，顿顿换着花样给女儿做可口的菜，但是女儿要么吃不下，要么吃得少，甚至直接吐掉了。

老同学很是着急，还责怪自己饭菜做得不好，爷爷听说之后，专门找到了这位老同学，告诉她孕吐、食欲不振等都是正常现象，给孕早期出现不适的孕妇做菜，不仅要味道和营养健康，还有别的注意事项。

首先是菜肴在外观上要能吸引孕妇，本来就食欲不振，所以一定要保证色香味俱全，但是切记不要大鱼大肉，要颜色鲜艳易让人产生食欲的菜肴，并且以清淡为主，譬如黄瓜、番茄等，这些都是色彩艳丽口味清甜的食物。

其次，选择的食物要容易消化，而且要干稀结合，比较干的食物，如烤土司、米饭，比较稀的食物如稀饭、各类粥，不仅是为了锻炼胃力，而且是因为稀的食物含水较多，补充身体水分，而干的食物吃进去后不易呕吐。

孕妇平常的饮食习惯大不同，所以要根据个人情况来烹调食物，每天吃的东西最好不要重复，要多种多样，一来增进食欲，二来营养均衡。如果孕妇喜欢吃辣，烹调的过程中就可以加入少量辛辣的调料，辣椒、葱姜蒜皆可；如果喜欢吃酸咸的食物，可以泡出一些柠檬汁作调味，另外，酸辣可以刺激人的食欲，柠檬汁还可以补充维生素C。在孕早期可以大胆地吃一些凉菜，比如凉拌茄子、凉拌海带等，营养价值高而且很是开胃，减轻胃黏膜的负担。为了保证营养全部被孕妇吸收，在炒肉类菜时加入少量淀粉，因为淀粉中有成分可以保护菜里面的维生素C。

孕妇的体质不同，有的本身就肠胃功能失调，碰上孕期反应更为严重，所以要适当多吃些粗粮来促进胃消化，增进肠道的活力。家人朋友们在餐桌上也要为孕妇创造出一个和谐、舒适的饮食环境，这也是促进食欲的举措。

 安胎一定要吃的食物

很多准妈妈们有自己的饮食习惯，不爱吃这，不爱吃那，而在这段时间里，准妈妈们为了肚中的小生命有些食物是必须要吃的。

准妈妈们在怀孕后可以说是"无酸不欢"。这是因为胎儿的发育，特别是骨骼发育需要大量的钙质，但钙盐沉积下形成骨骼离不开酸味食物的协助。另一方面，酸性食物可促进肠中铁质的吸收，对母亲和胎儿双方都有益。像西红柿、柑橘、樱桃等都是上佳选择，而山楂由于会加速子宫收缩，很有可能会导致流产，所以孕妇不能食用。因此酸性食物要有选择地食用，既是保护宝宝，也是爱护自己的表现。

当然谁都会有嘴馋的时候，更何况准妈妈们是一张口喂饱两个胃哦。准妈妈们可以选择一些正确的零食。爷爷建议嘴馋的时候可以选择嗑瓜子，这是因为瓜子里面富含维生素

E，亚油酸等物质，而亚油酸可促进胎儿大脑发育；另外，南瓜子里面营养较为全面，蛋白质、脂肪、碳水化合物、胡萝卜素等应有尽有，并且养分比例平衡，有利于准妈妈们的吸收。

另外爷爷还说，孕妇每日吸收蛋白质大于 85 克时，胎儿是最健康的，流产率是最低的；其次每天喝一杯牛奶，食用若干个鸡蛋，瘦肉或鲜鱼，豆腐或豆浆等补充充分的蛋白质；另外像鲜枣、木耳、紫菜、核桃仁、瓜果都是可以适当食用的。同时每天都要食用蔬菜，尤其是含有叶酸的，例如菠菜、牛奶、牡蛎、菠菜、白菜等，这是因为叶酸能够保护胎儿免受神经系统畸形之害。

有许多小生命期待着早来到这个世界，努力地尝试着挤出妈妈的肚子。而这也是准妈妈们担心的问题。因此在日常的饮食中，准妈妈们可以多吃鱼类，特别是含脂肪酸的鱼，可以延长孕期、预防早产，从而增加孩子出生时的体重，也为哺乳期储备了奶水哦。

其实，能够亲眼见证自己孕育的生命一天天长大，有了呼吸，有了手脚，有了健康的体质，是每位准妈妈的幸福。那么在孕期就更应该学会控制自己的嘴，为了宝宝，也为了自己的身体。

 准妈妈的防辐射食物

辐射的问题深深困扰着许多孕妈妈，尤其是生活在城市里的孕妈妈。在孕早期胎儿还没发育完全，如果孕妇受到了强辐射，会影响胎儿细胞分裂发展，连胎盘的成长也被阻隔，还可能引发流产，或是导致孩子出生之后免疫力差、智力低下等。而我们生活中的辐射到处都是，只是程度不同而已，因此防辐射单从服饰、用具上着手是不够的，穿得好不如吃得好，一定还要给孕妇准备防辐射食物。

前不久，爷爷到隔壁单元的小伟家做客，小伟的爱人已经怀孕几周了。刚进他们家的门，爷爷就被一些家庭用品的摆设所吸引，厨房的门框上加装了一个门帘，而原本应当出现在卧房中的东西，如台灯和 iPad，都大摇大摆地摆在客厅的一些空闲空间，小伟解释说，现在媳妇儿怀孕了，这些都是带有辐射的东西，不得已要拿到离她休息的地方越远越好。爷爷听后直夸小伟细心灵活。

然而在餐桌上吃饭的时候，爷爷却发现小伟家的菜除了孕妇"钦点"的食物，还有几道专门招待客人的菜就没有别的了，爷爷半开玩笑地问小伟，听说过防辐射食物没，细心的小伟居然一脸茫然，饭后爷爷和他详细讲起了用吃来防辐射的学问。

不同的食物，防辐射的效果也不同。让孕妇的免疫力增强来抵挡辐射，要多吃黑色食物，如黑芝麻，做菜的时候可以直接加进去，黑色食物都具有护肾的功能，把肾护好，有利于调节内分泌和体液，提升这两者的免疫功能，而且人体的细胞也借由黑芝麻得到保护，防止辐射侵害，保护孕妇的健康。同样的道理，紫菜和辣椒，不仅味道鲜美，若是吃了也有黑芝麻一样的功效，辣椒保护可以保护人的基因，让身体免疫系统更活跃更健康。而富含硒元素的紫菜，也能提高人的免疫力。常用的调味用品蒜头也能抗氧化，吃大蒜可以缓解辐射对人体造成的损伤。

说到防辐射食品，绿豆和黑木耳也不得不提，绿豆可以解毒，古代就有人因为食用了有毒的草药而服用绿豆汤来解毒的，绿豆帮助人体排泄体内毒素，加快新陈代谢，抵抗电磁污染。黑木耳作为肠道的"清道夫"，可以把人消化系统内的所有废物包括有辐射的物质全部清理走，甚至黏在肠内壁的一些东西也可以集中起来冲刷掉。

在我们的日常生活中，应从食品出发，在一日三餐中加入防辐射的概念，让孕妇远离辐射。

08 水果要吃，但也要懂得分清"寒热性质"

　　大部分孕妇以及孕妇的家人只知道孕妇不能过多地吃水果，因为这样会导致孕妇血糖指数过高，严重的会得妊娠糖尿病，会对胎儿和孕妇都产生严重的生命危害，在分娩的时候也会造成困难。

　　其实，孕妇吃水果除了注意不能吃太多、不能以水果代饭以外，还要注意水果的性质和其造成的影响，不管什么食物都具有四"性"，即寒、热、温、凉，如果这四种都没有就叫"平"，就拿凉性和热性的食物来说吧，凉性食物可以清热解火，而体寒的朋友适宜多吃热性食物，而平性食物，若是哪位朋友消化不良，多吃平性食物就对了。

　　上个星期爷爷在超市里遇到赵阿姨，她正在给怀孕的儿媳妇买蔬菜和水果。爷爷走过去和赵阿姨聊天，往她的菜篮子里瞄了一眼，里面的水果让爷爷惊呆了，时值夏季，赵阿姨篮子里放的全部都是荔枝、杨梅，爷爷赶忙跟赵阿姨说明，"荔枝这样的水果，可不能让孕妇多吃啊，这可是热性水果，吃多了可是要上火的！"而赵阿姨一脸委屈地说，儿媳妇儿最近食欲很不好，但是又不能让她饿着，只好多买点儿水果给她，荔枝是她最喜欢吃的水果。

　　在回家的路上，爷爷向赵阿姨说明了孕妇吃水果的一些禁忌，准妈妈们应当尽量吃一些性甘平的水果，不寒不热，不温不凉，对身体更平和、温柔，这样才对胎儿发育有利。

　　第一种强烈推荐的水果就是苹果，苹果性平，苹果富含维生素，而且苹果的纤维和铁质，可以调节肠道，怀孕的时候便秘或是贫血都是很常见的，能补血又润肠，这样的食物当仁不让只有苹果。若是贫血情况很严重，或是没有怀孕的时候就贫血，那一定要常吃红枣，红枣也是性甘平，贫血的朋友大多体质虚弱，这甘甜的红枣能提高免疫力，养胃生津，这是对大人，对胎儿也可以促进其身体和智力发育。

　　雪梨除了我们熟知的止咳润肺的功效外，对于一些妊娠疾病也是有预防和缓解的作用，如妊娠高血压等，若是怀孕时间正好赶上梨子成熟的日子，建议不妨多吃一些梨子。

提起孕妇必吃的水果，名头最大的莫过于西柚，虽然一般家庭很少把它作为首选水果，但是西柚富含叶酸，某些孕妇最终流产就是因为体内叶酸太少，叶酸具有不可替代的安胎奇效。

很多家庭会为孕妇买最好的水果，不买葡萄，而选择进口提子，事实上葡萄自古就是安胎佳品，它的营养价值高，富含钙、铁等微量元素，氨基酸和维生素含量也不少，只要保证吃的是新鲜葡萄，对胎儿和孕妇都有滋补功效。

若是给孕妇吃了偏寒或是偏热的食物，可能会让孕妇产生不适，也许会加重孕妇的呕吐、食欲不振，或是让孕妇更容易便秘排便不顺。水果当中给孕妇提供的营养物质是其他蔬菜或是别的食物难以替代的，不要让水果给孕妇身体"添堵"，要认清水果的性质，然后再来平衡食用量的问题。

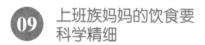

09 上班族妈妈的饮食要科学精细

很多女性一边上班一边度过孕期，对于这些孕妈妈，除了不能从事对胎儿有害的工作以外，还要注意不要过度劳累。准妈妈们上班不易，所以比起早早在家休息的孕妇，你们应当更加注重饮食调理，要更科学精细。

先说吃饭习惯，上班族妈妈们吃饭时间间隔不能太大，否则血糖下降太快，会影响到胎儿。上班族准妈妈们最好还有自己的营养食谱。

上班族准妈妈们首先要记得在单位要给自己带点食物加餐，这些食品最好以纯天然的水果和坚果类最好，红枣、板栗、花生都是不错的选择，不要带蛋黄派、方便面这种常见的小零食，巧克力更是不能碰，这些没有营养唯有高脂肪的食物，只会给处于孕期的自己增添负担。

即便上班场所让人感觉很热，也不要吃冷饮喝冰水，因为腹中胎儿对冷非常敏感，一旦吃了冷饮喝冰水就有可能刺激胎儿，胎儿胎动频繁，不利于安胎。

孕妇食欲不振已是普遍现象，若是在上班的准妈妈，必然因工作或多或少影响吃饭，对于这种情况下，家人们的做法就是在烹饪的时候加入一些增进食欲的食物或调料，但是诸如茴香、八角、花椒等热性作料就不要在为孕妇准备的菜肴中出现了。因为这些食物容易让孕妇上火，吸收肠道水分，导致孕妇便秘，孕妇在排便的时候对腰腹的压力增大，可能导致早产。

仍在坚持工作的准妈妈们可以为自己准备中餐，做一些清淡小食作为自己的中餐，切几片全麦面包，夹上肉和生菜，这就是最简单的三明治了。若是想吃热的，准备好一个保温瓶，里面灌上符合自己口味的清汤，汤里面有肉有蔬菜就是一顿很好的热菜。夏天也可拌沙拉给自己，蔬菜和水果均可以加入，只要买来的材料确保新鲜。胎儿成长最需要的就是蛋白质和碳水化合物，来不及吃东西，多喝牛奶也可以。

上班族准妈妈回到家都深感疲惫，所以在周末可以准备好食材，晚饭不要吃太多，万一晚上饿了还可加餐。上班族妈妈非常辛苦，所以每日中餐可不要亏待自己！

⑩ 准妈妈肚子饿，吃对零食 很重要

不少吃货成为准妈妈后都很犯难，一方面嘴巴寂寞得很，一方面有孕在身不能随便吃零食。其实孕妇不是完全禁止吃零食，相反，适当吃零食，不仅能在关键时刻让妈妈们饱肚子，而且某些零食吃进去后对孕妇和胎儿的身体都有益处。

零食以天然、新鲜最佳，薯片、汉堡诸如此类的就不要嘴馋了，要尽量选择果实、坚果，比起饭菜，零食味道甜美，而且某些零食的营养价值不输于果蔬，对于准妈妈而言，

饭菜好好吃，零食好好选，正餐和零食形成互补，营养吸收更均衡，调理饮食又能解馋。

坚果类零食最常见也最适合作为孕妇的零食，核桃的营养价值非常高，核桃含有丰富的亚麻酸和维生素 E，这亚麻酸大家可能不清楚，核桃能益智益脑就是因为它，如果是体态偏胖的准妈妈或者本身血压、血糖和血脂偏高的准妈妈，就不要再吃核桃了，摄入太多容易加重病情。可以选择好吃的板栗，营养价值也不容小觑，最重要的蛋白质和碳水化合物含量都很高，维生素和钙、铁、锌等元素都具备，多吃板栗增强免疫力，强筋健骨，补血活血，甜甜的板栗还可以开胃呢。

很多准妈妈没怀孕之前都爱吃饼干，在孕期可以吃饼干，只不过只能吃全麦饼干，全麦饼干的膳食纤维提供营养，而且对于有些消化不良、排便不畅的孕妇们，全麦饼干还可以增加肠道蠕动次数和频率。

人人皆知山楂果开胃，但是山楂对子宫有一定刺激作用。若是想开胃，不妨喝点酸奶吃点奶酪，口感细腻，而且吃了也不会长胖，酸奶富含益生菌，养胃健脾，作为奶制品可以补充蛋白质。

闲来无事，也可以在家嗑瓜子，解闷解馋，瓜子让消化神经都活跃了，对孕妇味蕾的良性刺激，能使味蕾给大脑传递信息，大脑再把信息反馈给消化腺，从而源源不断产生有利于消化的消化液。要是不大饿而只是嘴巴寂寞了，大可以选择嗑瓜子。

孕妇吃零食不仅可以饱肚子、吸收营养，而且在这个过程当中也能收获一个良好的心情，有好心情对胎儿发育才是最重要的，不必太忌口，只需选择好零食，纯天然的零食。

11 多吃黑芝麻有助宝宝毛发成长

爷爷有个朋友，在得知他老婆怀孕之后，担心宝宝之后会像他们夫妻二人一样，头发和眉毛又黄又稀。他在内心极度纠结的时候找到我，希望我能让爷爷帮胎儿做次鉴定，看看胎儿的毛发发育情况。

可是现在的医学科技没那么发达，爷爷只能建议让准妈妈多吃点黑芝麻，通过母体营养的转化，让肚中的胎儿能够吸收，补充胎儿毛发生长所需要的营养，以此来帮助胎儿在肚中的毛发生长。

大家都知道黑芝麻中含有多种人体必需的氨基酸，能加速人体的代谢功能。并且黑芝麻用于养发，有防脱发之功效。现在的科学研究表明，黑芝麻的水提液能够加速酪氨酸酶的表达，提高黑色素的合成量，达到养发润发的目的。

黑芝麻中含有大量的维生素 E，而维生素 E 除了具有非常好的抗氧化作用以外，还对人体的生育能力具有良好的促进作用。对于女性能够使雌性激素浓度提高，进而发挥提高生育能力和预防流产的作用，因此又称"生育酚"。

黑芝麻除了这些作用之外，还能够为准妈妈们补充大量的钙物质，黑芝麻的含钙量远远高于鸡蛋和牛奶，可想而知它的补钙作用该有多明显。我相信辣妈们都知道，延缓皮肤衰老的有效方法就是减少自由基的产生，清楚老化代谢物和提高抗氧化酶活性。而黑芝麻中大量的维生素 E 是良好的抗氧化剂，食用黑芝麻还可起到润肤养颜的功效。准妈妈正好因为怀孕而远离了化妆品，黑芝麻的出现正好可以帮助辣妈们保养皮肤，让准妈妈们依旧很辣很美。

总的来说，要想宝宝们健康成长，就要适当的补充宝宝们所需要的营养。要想宝宝有乌黑亮丽的毛发，准妈妈们就要在孕期适当的食用一些黑芝麻哦。

12 多吃促进宝宝脑部发育 的食物

爷爷有一个朋友是高龄孕妇，因为年轻的时候忙事业等到 30 岁才结婚，婚后为了事业能够更加稳定发展便推迟了要孩子的计划，一推就是好几年。等到怀上孩子的时候都已经 34 岁了，比起那些年轻的准妈妈们，她的体质相对要差一点。在怀孕早期，她有过一次小产先兆，再加上又是高龄产妇，自己也非常紧张。每次来做孕检的时候都会问爷爷怎样才能让宝宝像其他适龄准妈妈的宝宝一样，她不想让孩子一开始就输在了起跑线上。产妇年龄过高也危及婴儿的健康。从遗传角度讲，高龄产妇所产的孩子中畸形发病率比较高，外界的噪音、废气、微波辐射等都会影响受精卵的分裂。产妇年龄越高，所受到外界的干扰程度越大，胎儿的脑部发育在一定程度上也会受到影响。

爷爷建议她可以通过食补的方法来促进宝宝的脑部发育。常言道，"药补不如食补"，要想促进宝宝的脑部发育可以吃一些食物。

1. 鸡蛋——促进胎儿的大脑发育。鸡蛋所含的营养成分全面而均衡，七大营养素几乎完全能被身体所利用。尤其是蛋黄中的胆碱被称为"记忆素"，对于胎儿的大脑发育非常有益，还能使孕妇保持良好的记忆力。

2. 鱼类——避免胎儿脑发育不良。营养学家指出，鱼体中有的 DHA 是一种必需脂肪酸，这种物质在胎儿的脑细胞膜形成中起着重要作用。

3. 水果——提供胎儿脑部发育所需要的营养。香蕉，能帮助大脑制造一种化学成分血清素，这种物质能刺激神经系统，对促进大脑的功能大有好处。苹果，含有丰富的锌，可增强记忆力促进思维活跃。

她听了爷爷的建议之后，选取了一些食材给宝宝补充营养。爷爷还告诉她在进行食补的同时不要忘了对宝宝进行胎教，从两方面促进宝宝的脑部发育。

宝宝的脑部发育会影响到他的一生，各位准妈妈们一定要做好准备，为自己的宝宝的健康发育提供好的基础。

13 多吃瘦肉能在孕期 有效补钙

准妈妈们在怀孕期间要极其注重保持合理均衡的营养，这样做不仅可以保证准妈妈自身新陈代谢的需要，还能促进胎儿大脑和身体的正常发育。特别是对于钙物质的吸收显得更加重要。

爷爷的好朋友的儿媳妇琪琪问爷爷，自己有点缺钙，以后宝宝会不会受到影响。爷爷告诉她，虽然目前宝宝检查一切正常，但是可能存在潜在问题现在不能察觉，所以还是要在饮食上帮助宝宝获得更多更好的营养。准妈妈琪琪的脾胃功能不是很好，所以建议她吃点清淡的饮食来补充钙物质。

大家都知道，补钙最常见的饮食就是骨头汤。其实除了这个以外，在怀孕期间多吃瘦肉也能有效地补钙。

在儿童骨骼生长的过程中，钙扮演着至关重要的角色。那在出生前宝宝又该怎么补钙呢？这就需要准妈妈们的帮助了。每天摄取适量的瘦肉，让瘦肉在母体内转化成胎儿所需要的钙物质就可以帮助宝宝骨骼生长，同时也会给妈妈补充一定的钙。可以在粥里面加入一些瘦肉末，也可以做一些清淡汤类。这样既减轻了妈妈的脾胃负担，又给胎儿提供了营养。

除了瘦肉之外，妈妈们也可以摄入适当的牛奶、虾壳之类的食物，也可以尽量多晒太阳，促进体内维生素 D 的生成，从而帮助钙物质的吸收，促进骨骼生长。

总的来说，在孕期一定要注意营养的合理和均衡，适量的摄入胎儿所需的营养，保证胎儿的健康发育。

14 孕期一定要避免食用加工食品

现在生活处处都摆满了加工食品，这是准妈妈不得不面对的问题。经过调查显示，几乎所有的加工食品中都含有食品加工剂，食品加工剂对成人无害但对孕妇来说长期摄入食品加工剂会降低人体的免疫力，对胎儿的健康产生影响。所以说，孕期一定要避免使用加工食品。

加工食品的危害有人工添加的化学物质和外来污染的化学物质两大类。

加工食品中几乎都含有防腐剂、乳化剂和人工色素等化学添加剂。而食品添加剂中的防腐剂摄入过多在人体内达到一定量时，会通过母体对胎儿有致畸的作用。之前爷爷接生的一个孕妇，夫妻两个人年纪都很小，很贪玩，经常半夜一起去楼下烧烤店吃烧烤，开心的时候还会喝点酒和汽水。后来孩子早产了，两条腿长短不一。事后，这对夫妻后悔不已，所以说在产前要严肃对待准妈妈的饮食问题。虽然天然食品不一定是完全健康的，但加工食品肯定会有它的有害之处。

外来污染的化学物质包括除草剂和杀真菌剂，农药杀虫剂等，食品加工企业还会使用润滑剂、清洗剂、消毒剂。而且包装材料还会带来食品污染如聚氯乙烯(PVC)保鲜膜，当PVC在加热的情况下与食物接触还会产生致癌物。加工食品的危害是不可估量的，准妈妈一定要特别注意。

生活中加工食品数不胜数，比如说薯条、巧克力、奶油和糖果、面包等，准妈妈不可能完全不吃加工食品，但是为了宝宝的健康，要避免使用加工食品。虽然孕期会有很多身体不适，准妈妈在饮食方面也严格要求自己，但爷爷相信，因为宝宝的存在，陪伴准妈妈们更多的是幸福和快乐。

15 根据传统中医原理，
实行逐月养胎

　　自古中医就有"逐月养胎"这一说法，其实意思很简单，就是怀胎十月，每个月有每个月要做的事，每个月有每个月的注意事项和进补的食物。准妈妈和家人们不妨用古老的中医理论来养胎，这是跨越千年为一代又一代的新生儿送来的智慧结晶，即便是在现在，较之现代医学，这些理论也丝毫不"稍逊风骚"。

　　怀孕第 1 个月，孕早期属于危险期，稍不慎就可能导致流产，所以要为准妈妈创造良好的睡眠环境，而且禁食生食，不要吃没有营养的东西。总体来说，怀孕第二个月，也和第 1 个月一样，但是在这个月，夫妻不能同房。这段时间适合多吃些酸味食物，酸味食物入肝脏，可以间接安胎，但是辣味食物不提倡，因为可能会刺激到胎儿。

　　怀孕第 3 个月是个重要转折期，在这个时期及其之后的月份，胎儿发育的速度会急速加快，孕妇不仅吃、睡要保证好，而且坐姿、站姿都要良好，最关键的是心情时刻要舒畅，孕妇的心情会极大地影响到胎儿的成长，惊恐、厌恶这种情绪都要想办法避免。若是希望孩子出生后性格、仪态得体，都要在怀孕第 3 个月进行"胎教"培养，妈妈的一举一动是会影响到孩子性格的。

　　怀孕第 4 个月及第 5 个月，准妈妈就要减少劳动了，不要让自己过度劳累，这个时期非常敏感，连洗澡水的温度也要注意，不能过热过冷，要穿干净整洁的衣服，要注意多晒晒太阳，若是此刻是冬天，千万不要让寒气侵入孕妇体内。也许这个时候孕妇会食欲大增，但是不要吃太多东西，不然肠胃负担重。

　　怀孕第 6 个月，这个时候已经过了孕早期，可以在外面空气好的时候多出去走走，活动活动筋骨，让气血活络，这个时候食物尽量清淡可口为妙。

　　怀孕第 7 个月，除了准妈妈的卧室必须防潮湿保证干燥以外，孕妇们可以从事一些轻微体力劳动，只要别累着自己，但是情绪依然要保持平静，不能号啕大哭或是歇斯底里。

怀孕第 8 个月，每天按时睡觉按时吃饭，千万不能吃性温热的食物，否则孕妇容易上火导致便秘，排便如果不畅，有可能会给腹部造成压力造成早产等严重后果。给孕妇准备的一日三餐要根据孕妇的身体状况以及季节特色来制定，如果孕妇本身体型偏胖，就要稍稍控制饮食，如果体型比较瘦，就一定要多吃点东西补充营养。脂肪太多、营养不良都会给孩子和日后分娩造成影响。

怀孕第 9 个月的时候，此刻肚子已经非常大了，准妈妈们衣服要越宽松越好，不要束缚到自己的腹部，同时要吃更有营养的食物。到第 10 个月的时候自然是等待孩子的降临。

逐月养胎法，大家可以因人而异地借鉴，这些方法对于每位准妈妈都有实施的意义，尽管有些麻烦，但是为了胎儿健康成长还是有必要落到实处，怀孕分阶段，做好每个阶段需要做到的工作。

第 二 篇

two

孕期常见疾病保健:

拒绝孕期多发疾病

第一节：
孕期常见的疾病和护理方法

1 孕期感冒

很多准妈妈缺乏医疗知识，在感冒初期不重视或是根本不知道应该怎么做，最终让感冒严重转成发烧，发烧不仅让孕妇倍感痛苦，而且会侵害胎儿的神经系统，还可能导致胎儿智力发育不良，严重的发烧可能会让孕妇流产。孕早期是胎儿发育关键期，这段时间任何药物都不能使用，所以孕期感冒要引起准妈妈的高度重视。

邻居小王在怀孕期间患上了感冒，咳嗽流鼻涕，她的爱人见状慌了神，什么也不敢让小王吃，连忙把爷爷请了过来。爷爷看到小王的情况后，给她仔细做了身体检查，认定这只是普通的感冒，在稳定了小王夫妇的情绪之后，爷爷告诉他俩孕期预防感冒和治疗感冒的相关措施。

首先来说说孕期感冒的预防措施，感冒只是小病，所以预防最为重要，怀孕期间准妈妈要适当外出活动活动筋骨，疏通气血，但是也要注意不要去人流量大的地方，避免与患上感冒的病人接触。衣服也要勤洗勤换，房间经常通风，温湿度都要让孕妇感到舒服，准妈妈常待的地方和常用的用具要定期消毒，最重要的是睡眠质量要保证，心情良好才能让提高自己的抵抗力，远离感冒。

若是不小心感染了感冒，也不要慌张，先暂时观察一下病情，不要用药，给孕妇炖一锅鸡汤，最好是乌鸡汤，乌鸡自古就是滋补佳品，可以增强免疫力。服用鸡汤这个办法特别适合鼻塞、鼻痒、流鼻涕的孕妇，但是如果有些准妈妈不是鼻塞的症状而是喉咙痛痒，就可以用漱口的办法来缓解症状。准备一大杯浓盐水，吞一大口浓盐水，漱口的次数保证在 10 次以上，过后喉咙就不会痛痒了。若是老咳嗽还可吃生鸡蛋，把生鸡蛋打在碗里，然后加入一点儿白糖和姜水，把这些搅匀之后加入开水服用，只需要喝几次就能看到效果。为了驱走体内寒气，爷爷还向准妈妈介绍这样一个土办法：在一个杯口较大的杯子里倒上滚烫的开水，然后别等水凉，直接把嘴巴和鼻子对准冒着热气的杯口，把热气全部吸走，多试几次。

如果感冒比较严重，可以使用药物治疗，但是一定要对所服用的药物长个心眼，所有抗病毒的药物均有可能影响胎儿发育，所以不能吃，退烧药还有抗菌素均要在正规医院里，遵从医嘱使用。专门的感冒药一般含有的配方不止一种，市场上常见的感冒药不适合孕妇服用，尤其是孕早期 3 个月更不能吃这些药，疗效不好而且对孕妇和胎儿造成危险。孕妇感冒如果久咳不愈一定要到医院去看看，只要咳嗽时间超过一周就说明这个感冒情况不妙，一定要及时去医院检查排查并发症。

孕期感冒早发现早治疗，不要把生病的危险带给孩子，感冒虽小但发生在孕妇身上后果就会不堪设想。

2 孕期咳喘

孕期总是咳嗽，这是令准妈妈们非常头疼的一件事，因为咳嗽会让腹部压力过大，可能导致早产或是流产。

感冒是孕妇咳嗽的一个重要原因，但是有些准妈妈在孕期咳嗽就是因为个人体质原因，比如身体阴虚，体虚所导致的咳嗽可就比感冒严重也难办多了，因为体虚引发的咳嗽几乎会伴随整个孕期，直到孩子出世为止，但是这样出世的宝宝都会不大健康。尽管症状相同，但是病因不同，所以治疗方式也会大不同，除了到医院就诊，有不少食疗方法可以有效治疗孕期咳嗽，不仅不会伤到孩子，而且可以调理孕妇身体。

爷爷侄女的闺蜜就是这样一位在孕期咳嗽的准妈妈，爷爷和她在网上聊天了解病情，她向爷爷大倒苦水，自己怀孕几周就开始咳嗽，一直咳嗽不止，即便是卧床休息也会咳嗽，特别影响她的睡眠，尤其是在晚上甚至还因为喉咙太痒醒过几次，咳得很厉害，并且没有痰。这位孕妈妈之前没有咽炎等疾病，当时天气也比较温和舒适，也没有感冒迹象，所以爷爷告诉她有可能是她自己本身体质的问题，建议她尝试几种食疗来缓解。

最简单也是最常见的莫过于冰糖雪梨，把雪梨洗净切成块，再加上一点冰糖，放在水中炖煮就可以食用了。还可以用川贝炖雪梨，有一款治疗咳嗽的药叫川贝枇杷膏，所以川贝对于止咳也有疗效，把川贝和雪梨洗净切块后放在锅中炖煮，做法和冰糖雪梨一样简单。利用鲜鸡蛋来止咳也可以，拿一个鲜鸡蛋打在碗里搅匀，加入一些酱油和白糖，然后煮熟，睡觉之前服用。很多孕妇经常是在晚上咳嗽，所以睡前吃效果最好。若是咳嗽即便胃口不好不想吃东西，也不要吃那些孕妇平日里爱吃的零食或是冷饮，那些零食、冷饮吃多了容易上火，花生和瓜子之类的坚果也要禁止，冷饮有可能加重感冒而且会刺激到胎儿，食欲不振可以喝点酸奶，吃点别的开胃易消化的食物。

喝温水也是止咳的好方式，看起来不起眼，但是喝下一小口温水，就这样含在嘴里，从一定程度上可以起到缓解的作用。

若是能确定这是感冒引起的咳嗽，就可以用先前介绍的治疗孕期感冒的方式来治疗咳嗽，孕期咳嗽看似是小病，但是也是不能大意的，病情如果继续发展会危害到孕妇或是胎儿的健康安全，即便是中医药也不能乱用，因为也有可能引发难以想象的后果。在这期间也同时需要补充维生素和其他微量元素，因为这些物质能帮助孕妇坚固免疫系统，防止细菌或是病毒的侵扰。

3 妊娠剧吐

大多数孕妇在怀孕头几个月都会有早孕反应，常见的不良反应包括恶心、呕吐、食欲不振、头晕犯困等，早孕反应在早晨和夜晚最为明显，胎儿的全部营养皆从孕妇摄入的营养中汲取，所以孕妇孕吐严重，体内养分缺失会极大地影响胎儿发育。胎儿缺乏营养，身体发育不良，甚至大脑细胞分裂速度降低，即便生下孩子，可能也会是智力低下。

爷爷有个朋友，他的爱人从怀孕 40 天一直孕吐到怀孕 80 天，什么也吃不下，甚至连喝白开水都吐个不停，吐出来一些黄黄的东西，有的时候颜色会加深成深棕色的物质，因为孕吐导致身体虚弱还被送到医院进行输液治疗，有一次差点晕倒在家里。无奈之下，他只好请爷爷出马了。

爷爷看了之后发现，孕妇情况确实堪忧，不仅精气神非常不好，而且人也在消瘦，爷爷一方面鼓励孕妇一定要挺住，一方面和准爸爸进行了谈话，告诉他不仅要让孕妇保持好心态和心情，还要从饮食和生活习惯方面做出改善。

在饮食方面，要少吃多餐，每天可以吃 4 ~ 6 餐，还可以定时喝点儿牛奶，每次吃完饭后就不要散步了，适当卧床休息，可以减少恶心的感觉。吃的食物一定要是清淡可口的，油腻的食物千万不要吃，最好多做一些流食，例如稀饭，食物的温度也要注意，不要太热或者太冷，这样更容易引发呕吐。很多人会误以为若是不吃饭就可以制止呕吐，其实这是个大误区，准妈妈就算不吃任何食物，到了早晨若是晚上这种最容易孕吐的时间还是会有呕吐，如果什么都不吃，不仅孕妇身体受不了，胎儿的营养也跟不上。

如果想治疗孕吐，除了去医院还可以用食疗，服用维生素 B_6，可以有效缓解呕吐，但是这个是不能长期服用的，因为会让胎儿对维生素 B_6 产生依赖性。所以我们也可以用生姜，吃一吃生姜做成的食物，如姜糖饼或是姜茶，也可以治疗孕吐。

如果孕吐真的比较严重，可以到医院进行输液，大家都知道呕吐会导致身体脱水，到医院输液可以为身体补充水分，并且把因为呕吐而流失的营养都补充回体内。所以大家不要排斥输液，这也不失为一种好方法。

妊娠剧吐对于每个孕妇都是个巨大的挑战，准妈妈一定要做好心理准备，并且要有坚定的意志才能挺过这段艰难的时期，只要过了孕早期基本上孕吐状况就会好很多。

4 先兆流产

怀孕几个月后见了红，准妈妈们精神高度紧张，然后开始考虑保胎的问题……其实不是所有的都能继续保胎。而怀孕早期见红大家也不要太过紧张，有的只是胎盘位置问题。见了红一定要早早到医院去检查。

先兆流产就是怀孕第二十八周之前停止妊娠，病症主要就是有血排出，而且这个血量比平常来月经时的血量要少一些，血的颜色各种都有，暗红色、淡粉色，并且同时伴有腰痛和腹痛，之所以称为先兆流产，说明还没有明确表明这是流产，所以不会看见妊娠物的排出。

爷爷侄女婿的同事小陈就因为爱人见了红而不停发愁，因为先前怀孕已经有过流产的经历，所以对这个来之不易的孩子非常看重，生怕爱人又流产，到医院就医，医生开了药也输了液，但还是有血丝排出。后来爷爷和小陈见面聊了聊，根据病情确定这就是先兆流产。爷爷说，流产分为以下几个阶段，先兆流产、难免流产、不求流产、完全流产还有过期流产。爷爷问了问小陈，爱人怀孕初期有没有出什么特殊情况，小陈突然愁眉不展地说，爱人的单位最近承包了一个大项目，少了她不行，所以有的时候还是会参与工作，这个项目关系到单位的未来发展，自然不能太马虎。爷爷终于懂了为什么小陈爱人会出现这种情况，和他谈了谈先兆流产的有关事项，告诉他如何预防先兆流产。

先兆流产对于很多身体健康的孕妇是可以预防的。在孕早期，胎盘还没稳定下来，这个时候准妈妈们一定要注意休息，不能太劳累，不要做重活粗活，即便是白领准妈妈坐办公室时间也不要太长，要劳逸结合。孕早期一定要禁止性生活，否则会对腹部造成挤压，可能导致流产。另外，准妈妈的内衣内裤一定要勤洗勤换，否则容易产生生殖道炎症。

还有一些是大家平常无法注意到的，例如，孕妇要尽量避免去一些污染严重的环境，某些重金属物质也千万不要碰，公共场所事实上也不大干净，经常有细菌传播，准妈妈们也要少去，减少和某些病原的接触机会。

准妈妈在孕期一定要注意补充营养，预防先兆流产，爷爷推荐大家吃富含维生素 E 的食物，如坚果、核桃和花生还有各种豆制品，都可以帮助孕妇保胎，当然吃的东西要易消化不上火，防止这个时候出现便秘的情况。如果先兆流产已经发生了，尽量在床上休息保胎，不过准妈妈不要太紧张，可以适当下床活动活动，尤其情绪不要太紧张，毕竟先兆流产不是不能保胎。

准妈妈不要一味想着保胎，因为优胜劣汰的原则，有的时候出现先兆流产说明胎儿本身可能就不健康，流产之后再怀一次也未尝不可，所以要让医生来判断是否保胎。先兆流产不管是喜是忧，孕妇及其家人都要放宽心态。

5 妊娠缺钙

爷爷一个朋友，自从他老婆怀孕了以后，全家好吃好喝伺候着，什么都不让她做，生怕腹中胎儿有什么闪失，就这样过了大约 5 个月，期间她饮食均衡，每天也适当地做运动，非常注意安胎。但是之后呢，他老婆晚上睡觉的时候偶尔会小腿抽筋，开始她并没有在意，以为是运动少了，后来情况越来越频繁，还伴随着关节、骨盆疼痛，而且吃饭的时候，觉得自己的牙齿有些松动。家人都吓坏了，带她去医院做了全面的检查，原来是缺钙所致。得到这个结果，全家大吃一惊，他们以为孕妇只要营养全面，不需要特意去补钙，没想到后果这么严重，于是通过我找到了爷爷。

爷爷说，现在的孕妇常常都会出现缺钙的症状，但是缺钙的影响不仅作用在孕妇身上，也有碍于其肚子里胎儿的身体健康。因为胎儿在孕妇肚子里生长的过程，这时候骨头都在逐渐形成的过程，需要孕妇为他提供大量的钙，所以孕妇应该格外注意对于钙的补充。孕妇肚子中的胎儿的营养供给全部都来自于母体，母体无论平时饮食中摄入的钙多还是少，都会尽量地给胎儿足够的钙。孕妇摄入的钙不足，常常会因为把钙分给了孩子而造成骨质软化、腰痛、盆骨变形等。盆骨变形等严重的骨质病变会使得最终的临产危险性增强，容易出现难产的情况。而缺钙严重的孕妇，胎儿需要吸收的钙非常不足的时候，还会导致胎儿骨骼发育迟缓，甚至引起先天性佝偻病。

那妊娠期间应该怎样补钙呢？

爷爷说，在饮食方面，可以多吃含钙丰富的食物，如鱼、虾及其制品，除此之外，妊娠期间还可以多喝点牛奶，每天早晚喝牛奶各 250 克，牛奶是孕妇补钙最常用的方式。对于缺钙严重的孕妇，可以每天补充容易吸收的钙剂，对身体也是非常好的。

总的来说，孕妇缺钙应高度重视，科学合理的饮食以及选择适当的补钙产品是非常必要的。

6 妊娠贫血

也许很多女性未妊娠的时候没有贫血的症状，但是怀孕没多久就开始贫血，对于造血来讲，最需要的是铁、叶酸还有维生素等，这三样中缺乏某一种，就可能导致血红蛋白不足，出现贫血。

孕期贫血的根源也有分类，第一种是缺铁性贫血，也是最常见的一种贫血，有些准妈妈在怀孕前发生过月经失血，体内的铁贮存量不够，而怀孕时期女性的铁需求量是怀孕前的两倍，发生缺铁性贫血时，症状加重的速度很慢。第二种则是营养性巨幼细胞贫血，是由缺乏叶酸引发的贫血，这是种"急性"贫血。第三种则是生理性贫血和病例性贫血，病因多源自遗传性血液疾病，通常这个时候需要紧急输血治疗。

爷爷就曾遇到过一位贫血的准妈妈小晴。她当时已经是怀孕第24周了，在医院里确诊是妊娠贫血，但是因为小晴不希望因为这么一点儿小毛病就吃药，所以采取的方式就是回家休息以及食疗。在家休息那段时间，她用了些食疗方子，比如吃阿胶，再来就是家人给她每顿饭都做了猪肝、猪血的菜，平常也尽量多吃些花生和红枣当零食，最后贫血得到了一些改善，但是仍然存在问题。后来爷爷知道了这个事，专门致电小晴的家人。

爷爷说，妊娠贫血如果并非病理原因，其实是可以很好地预防的，准妈妈应当从怀孕早期就开始补血、补铁。动物的内脏、瘦肉还有血液，包括一些海产，这些都是富含铁质的食材，在饮食方面加强铁的摄入，但前提是膳食平衡，选用铁质厨具做饭，如果缺铁性贫血严重的话，应该马上服用铁剂。

维生素C在补血方面也起到关键作用，它可以有效促进铁的利用和吸收，帮助溶解铁质，使铁质更易被肠道消化，所以，准妈妈可以每天多补充些维生素C，维生素C广泛存在于蔬菜和水果中，如黄瓜、豌豆、番茄等。

然而针对叶酸性贫血，准妈妈也要注重补充叶酸，怀孕前三个月，要开始服用叶酸补充剂，饮食要也要多吃含叶酸的食物，青菜、鱼类、谷物以及坚果等，为了不损害食材中的叶酸成分，烹调时间不能太久，温度也不宜过高。

最后一定要按时做检查，血液常规检查是检验孕妇最好最精确的办法，尤其到了孕中后期，血液检查成了重点，这样也便于及时采取措施补血，有些贫血是因为肠道吸收功能不好，对于肠胃疾病也要早发现早治疗。

7 妊娠浮肿

妊娠期的孕妇常常会发现自己的脚背变得格外的肿胀，其实妊娠期间浮肿的状况很常见，并且还会出现在身体其他部位，最常见的就是四肢。不过根据个人身体素质、生活习惯、活动方式等的区别，也有可能会导致全身的肿胀。

有个患者长得瘦瘦的，怀孕后很容易疲惫，3 个月后脸和四肢便明显胖了，体重也是明显上升。家里人都还以为是补充的营养都吸收了，孕妇长得好宝宝才能健康，家人都十分开心。可是月份越大，明显看着就不像是胖了，全身都肿了起来，脸色总是不怎么好看，总是头晕，四肢也容易酸痛。最后去医院检查才知道是浮肿，并且血压也有所升高。于是，经过打听找到了爷爷。

爷爷说，积极预防和治疗浮肿是很重要的。首先找到浮肿的原因，然后对因治疗。浮肿一般有以下几个原因：首先是最好理解的浮肿原因，人体体内的血液在流动的过程中，被阻碍了，就会像塞车一样出现了堵着的现象，表现在体表就是浮肿。其次，怀孕的过程中孕妇的体内激素分泌异于平常，内分泌的变化可能会使得雌激素和醛固酮分泌量增大，从而使得体内盐分较多难以快速排出，因为渗透压的原因使身体出现浮肿的现象。不过当身体出现浮肿的时候，孕妇也不必太着急，在饮食上和生活习惯上好好改变、调整下就好，不过对于药物的选用则需要格外谨慎。

妊娠浮肿就要多补充蛋白质和铁元素；足量的水果和蔬菜也是很重要的，它们可以提高抵抗力。另外，浮肿要避免吃过咸的食物，控制水分的摄入，少吃或不吃难消化和易胀气的食物。有些食物对治疗水肿的效果极好。冬瓜含有丰富的钾及不能被身体迅速利用的果糖，减少体内水分；鸭肉具有滋阴清热，利水消肿的作用，其中青头鸭肉效果最佳；酒酿可益气，活血，散结，消肿，也适合哺乳妈咪通利乳汁；荸荠有清心泻火，润肺凉肝，消食化痰，利尿明目之功效。

除了饮食方面以外，一些小动作也可以有效去肿，平躺把脚抬高能够使血液容易回到心脏；卧床时左侧位也可消肿。适当的运动不仅可以去肿，还能促进胎儿和孕妇的健康，所以适当的散步是很有效果的，还可以利用台阶使双脚做上下运动。

另外，按摩可以促进血液循环，有效预防水肿。睡前进行按摩，还可以解除酸痛，缓解疲劳，促进睡眠。最后，选择一双合适的鞋是十分重要的。鞋子必须鞋跟要低，减轻准妈妈的负担；轻便，透气，宽松；还要尺寸稍大；必须防滑，选取有弹性又柔软的材料。按照这样的做法并保持良好的饮食习惯不仅可以消肿，各方面都可以增强准妈妈的舒适感。

8 孕期便秘

孕妇便秘的原因有很多。首先，怀孕后体内分泌大量的孕激素，引起胃肠道肌肉张力减弱、肠蠕动减慢。食物在肠胃内停留的时间延长，水分被过量吸收，粪便变硬导致排便困难。尤其是妊娠晚期、胎头入盆后，不断增大的子宫压迫胃肠道，胃肠道特别是直肠受到的机械性压力越来越明显，造成血液循环不良。再加上腹壁张力降低，收缩能力减弱导致便秘。

在饮食方面，孕妇如果进食大量高蛋白、高脂肪的食物，而忽视蔬菜的摄入，就会使胃肠道内纤维素含量不够，不利于食糜和大便的下滑。另外，活动过少也是一个原因。许多女性怀孕后，唯恐活动会伤了胎气，加上家人的特别"关照"，往往活动减少，整天坐着或躺着，使得蠕动本已减少的胃肠对食物的消化能力下降，加重腹胀和便秘的发生。

小荣怀孕后辞了工作一心在家养胎，每天挺着肚子，就算走一小段路也会很累，所以她大多待在床上不怎么运动。慢慢地，随着肚子变大，她早上排便变得逐渐困难。但是她以为孕妇都会比较累，便秘也是很普遍的。直到有一天晚上阴道出血了，并且伴随着腹部隐隐胀痛，赶紧来找爷爷求诊。爷爷告诉她宝宝没有什么问题，出血和腹痛都是由于便秘引起的，并且告诉了她为预防便秘的发生，孕妇应参加适度劳动，并注意调剂饮食。

那么孕妇便秘吃什么好呢？可以选择每天起床后空腹喝一杯淡盐水，有刺激肠蠕动的作用。多食富含粗纤维素的瓜果、绿叶根茎蔬菜以及谷薯类，如奇异果、香蕉、梨、葡萄、菠菜、海带、黄瓜、芹菜、红萝卜、马蹄、白菜、红薯、玉米等，可以促进肠道的肌肉蠕动，软化粪便，从而起到润肠滑便的作用，帮助孕妇排便。另外吃粥也可治便秘。

此外，孕妇还应该适当地进行体育锻炼，多散步。而且注意按时排便，形成食物钟，注意饮食规律，养成良好的生活习惯。如果便秘症状严重就要及时地咨询肛肠科医生，切勿私自用药，否则会造成流产。

9 孕期腹泻

腹泻是机体水电解质紊乱引起的，主要表现为排便过多且粪便水分含量增多呈稀状。腹泻常伴有发热，明显消瘦，皮下出血，关节疼痛，重度失水等症状。普通人腹泻都会对身体产生较大的负面影响，严重时会休克，所以孕妇腹泻发生的后果会更严重。会影响营养物质的吸收、胎儿的生长发育和母体的健康，严重时还会流产或早产。

由于孕妈咪体内激素水平的变化，胃排空时间延长，小肠蠕动减弱，对外界因素的抵抗力降低，极易受外界因素影响而腹泻。那么，生活中哪些问题会引起腹泻呢？

引起腹泻的原因根据个人体质和生活习惯而稍有差别。最直接的可以说是因为消化道感染引起的。当细菌和病毒进入消化道时，使得消化道感染，常常造成急性的腹泻。其次就是因为应不适当的饮食造成的，当人们摄入变质的食物或者容易过敏的食物，以及油脂浓腻的食物都容易造成腹泻。孕期的女性在大补的时候常常会喝香浓的汤，或者昂贵的食材，就很容易出现过于油腻，或者因为昂贵而舍不得浪费的变质食品，最终腹泻反而得不偿失。

个人方面的原因也比较多样化。有的人天生体质就具有乳糖不耐受性的特点，在孕期为了补钙而喝牛奶，就非常容易造成腹泻的状况。而如果是第一次怀孕过于紧张，同样会引起腹泻的。

所以无论是什么情况引起的腹泻，实际上只要孕妇格外的注意，都是可以避免的，为了自己肚子里的胎儿更加健康地成长，孕妇们在饮食、生活习惯上多多上心，完全能够避免腹泻造成的不利影响了。

10 孕期阴道炎

孕期由于激素水平的变化，阴道的酸碱度容易产生相应的变化，导致体内酸碱失衡，并且阴道的分泌物增多，很容易滋生细菌，加上孕妇本身抵抗力下降，所以这期间容易患阴道炎，即为孕期阴道炎。孕期阴道炎给孕妇带来了很多烦恼，不仅自身身体不适，并且很多孕妇担心孕期阴道炎是否会影响到胎儿的健康。

患者小凯今年年初怀的孕，家里人为了庆祝就小小的出门旅游了一趟，结果回来之后，小凯外阴有明显瘙痒、灼痛感，有时还有尿频、尿痛。她很害怕，经检查，才发现竟患上了孕期阴道炎。

爷爷对小凯说："要想预防阴道炎，其实很简单，你按照我说的做就行了。"原来，引起孕期阴道炎的大多分为两个原因。

首先是原本就寄生在阴道内的菌群引起的。在正常情况下，阴道内以阴道杆菌为主，还生存着其他一些菌群，这些菌群在阴道内小范围的形成生态平衡的现象。然而女性在怀孕的时候，由于内分泌的变化，体内的酸碱平衡可能会发生变化，从而使得这些菌群长期以来的平衡遭到破坏，一些菌群还会变成致病菌，最终造成感染。

其次就是外来因素的影响造成的感染。日常使用的坐便器、毛巾、浴盆等，甚至连品质差的卫生纸都可能引起感染。

患有阴道炎的孕妇产下的胎儿，常常在出生免疫力低下的时候感染上皮肤病。所以对于阴道炎比较严重的女性，不妨在治疗好阴道炎之后再选择怀孕。

　　而同样，对于孕期的女性而言，就算是阴道炎的外用药也需要谨慎使用，必须经过医生的嘱托允许才能使用，千万不能自作主张。实在是感到难受，又不方便去医院的话，那么可以选择使用少量苏打水擦洗阴道外部。

　　所以说，孕妇在怀孕期间对自己的生活习惯、卫生状况都要尤其的注意，从孕期开始就要格外的"珍惜"自身，常常清洁身体，勤洗、勤换内衣裤。

11 妊娠并发肾炎

　　每个准妈妈都想给即将降生宝宝最好的照顾，但并不是每个准妈妈都有一个健康的体质来迎接新生命的到来。对有些慢性肾炎患者来说，拥有一个自己的宝宝是多么奢侈的事。

　　孕妇在怀孕期间肾脏的负荷较大，血流量增大的情况下肾小球的运动也相应地会负荷较大。对于普通人来说肾脏负荷大一点没有什么问题，但是对于肾脏本身有问题的人就要格外的注意了。因为一不小心肾脏的过度负荷会使得肾脏的疾病突然加重，出现恶化的状况，那么在孕期出现这种情况是非常危险的，对孕妇以及胎儿都有生命威胁。慢性肾炎患者妊娠时，一定要与肾病专科医生商谈，在经过仔细检查尤其是肾功能的检查后，再确定是否可以怀孕。

　　爷爷有个病人是肾炎患者，在妊娠的中期出现了打冷战、高热、呕吐及尿频、尿痛等症状。经诊断后，爷爷判断为孕期常见的并发症——肾炎。怀孕之后的女性的输尿管会出现种种问题，如扩张、松弛、蠕动减慢等状况，而这些情况导致的结果就是尿液会有残留在输尿管中，并引发细菌感染。

　　由于并发肾炎出现的情况比较紧急，而且症状严重，所以很多孕妇会感到没有食欲，情况严重的还会出现剧烈的呕吐现象，同时，常常还会出现发烧、发热的症状，所以面对并发肾炎的孕妇们需要谨慎处理。

　　针对食欲低下、呕吐现象严重的孕妇，营养供给仍然不能停下，那么这时可以选用少许稀软的食物，如流食：粥、藕粉、米粉等，还可以喝牛奶、果汁等。因为流食消化快、饱腹性差，所以可以少食多餐用以保证充足的营养。而高烧的孕妇首先应该想办法使高热退去，退去之后再配合吃一些含优质蛋白质的食品，如鱼松、肉末、猪肝等，再配上粥、浓稠的面条等。但是这并不意味着应该摄取高蛋白，而是应该限量、优选。

由于肾脏的负荷较重，尿液残留在输尿管中，所以喝水是可以有效缓解症状的手段，可以促进机体新陈代谢，将细菌排出体外。在并发肾炎治愈之后，孕妇要赶紧补充营养，使胎儿能够吸收到充足的营养，以保证生长发育。

慢性肾炎的病人在妊娠期间千万不要情绪失控，应冷静地就医，积极配合治疗，控制病情，以免引发妊娠高血压综合征。当然在病情控制之后，也不要懈怠，应密切关注自身身体状况。到了妊娠的后半期，最好是待在医院里观察治疗，以便监控肾脏的健康状况和胎儿的发育状况，出现任何问题都方便医生及时处理。

12 妊娠期高血压

妊娠期的女人是十分动人的时刻，在这个时期，她们需要被格外的照顾，也需要被保护，这个时期，她们也是十分脆弱的阶段，疾病也会侵袭她们，比如说妊娠期高血压疾病。

爷爷身边有个妈妈就患过此病，起初她出现了体重异常增加的现象，出现踝部水肿，她开始不懂是为什么，猜想也许是怀了宝宝没休息好的原因，就没有去在意这些问题，后来水肿现象越来越严重，渐渐小腿、大腿都有此现象，连续几天仍未消肿，所以爷爷建议马上带她去医院检查，才得知患有妊娠期高血压疾病。

那妊娠期高血压疾病的症状到底有哪些呢？根据高血压的程度不同，出现的状况也稍有不同。轻度妊娠高血压的症状是水肿和轻度蛋白尿，血压也会略微地升高。而程度较为重一点的，中度妊娠高血压则会反应剧烈很多，例如会头痛、恶心、胃疼、呕吐等状况，出现这种情况的孕妇千万不要以为是正常的孕吐反应，如果出现水肿蛋白尿的情况，一定要及时就医。而更进一步的高血压症状常常发生在妊娠晚期和临产前，此时的孕妇会抽搐、昏迷。

妊娠期高血压主要是由于孕妇情绪激动或者神经高度紧张的时候，就会导致神经中枢系统的功能紊乱。寒冷季节或气温变化过大，特别是气温升温时，再者就是孕妇营养不良，如贫血、低蛋白症者等。

对于患此病的孕妇，可以考虑多吃荠菜汤，这个对降血压有很大的帮助，好多妈妈都亲身实践过，效果是很好的。甜食要少吃，水果适量减少，可以吃一些苹果，补充维生素和矿物质。

另外，秋梨能有效治疗妊娠水肿及妊娠高血压，梨有利于促进食欲，帮助消化，并有利于尿通便和解热作用，可用于高热时补水和营养，煮熟的梨有利于肾脏排泄尿酸和降血压。柿子对付妊娠高血压也有很大的帮助，但柿子性寒，不宜多吃。除此之外，也需要补充蛋白，优质蛋白和瘦肉，牛奶及鱼类，最好选择粗粮，如玉米面、荞麦面、燕麦面等。

最后，准妈妈一定要保持良好的情绪，不要有太大的情绪波动。

13 妊娠并发心脏病

妊娠并发心脏病会对孕妇及其胎儿的生命安全造成很大威胁，其病因就是因为在怀孕期间，孕妇的子宫不断增大，跟随着血量也会增大，这些增加的血会成为心血管系统的一大负担，幸运的情况就是孕妇先前没有心脏病史，那么心脏可以代偿处理，不会有任何问题，如果心脏没有办法做出足够的处理，那么孕妇就会发生心脏衰竭，严重者甚至导致死亡。

曾经爷爷就治疗过一位患有妊娠并发心脏病的孕妇，她曾经多次前来就诊，所以她的症状爷爷看得很明显也很全面，很具有代表性。最开始是她只要一上下楼多走两步，就会胸闷气衰，脸也涨得通红，后来更严重的时候，她便久咳不愈，经常咳出的东西还带有血丝，嘴唇的颜色发白，尤其她的腿部有很明显的浮肿。对她的心脏做检查，就会有类似房颤的临床表现。在爷爷给她开了药之后，告诉她爱人几个食疗方子，帮助她缓解病情，试过之后她的气色和体力都恢复不少。

最简单的有红枣莲子心汤和煎煮黄瓜水，红枣莲子心汤就是将红枣和莲子放在一块儿炖煮，但是不同之处就在于莲子泡好之后不要去掉里面的胚芽，把莲子带着胚芽加水炖煮至八成熟，然后再倒入红枣和白糖，然后再煮半个小时就可以了，莲子心虽苦，但是加入了白糖口感会好一点，红枣莲子心汤作用就在于可以补血，有利于心脏血液循环。煎煮黄瓜水就是把黄瓜的每个部位，包括叶子、茎部还有根部都晒干，然后煎煮当茶喝，准妈妈们只要多喝几次，病情会显著好转。

再来为大家介绍一种民间流传非常广的菜——猪心豆芽，大家在餐桌上吃的比较多的是猪肝，实际上猪心也是好东西，俗话说"吃什么补什么"，就是这个道理，先用开水泡黄豆芽，然后再用文火炖煮黄豆芽直至煮熟煮烂。这里一定要注意，猪心剖好后一定要完全清理，把上面的血和脏污全部清洗干净，切成小块状，将准备好的豆芽和猪心都放在煲内炖煮，把汤留着，把煮的猪心和豆芽都全部捞出来，在里面的汤汁里加入蜂蜜，待到冷却之后封好，要吃的时候用勺子挖了吃，在每天中饭和晚饭之后吃，一次只用吃一勺就可以了。

大家都知道紫菜和黄瓜清热利水，所以最后再来为大家介绍一种紫菜黄瓜汤，做法就和平常做汤一样，淋上酱油和姜汁就大功告成了，而且紫菜是非常出名的防辐射菜肴，海产味道可口做汤菜很能提味。

妊娠并发心脏病需要引起孕妇及其家人的高度重视，很多准妈妈孕前就有心脏病史，所以在孕期有并发心脏病很多无可避免，就家人们在饮食方面，针对孕妇心脏进行调理。

14 妊娠并发糖尿病

绝大部分女性在怀孕之前没有糖尿病，家族及其本人都没有糖尿病史，但是怀孕几个月就被查出患有妊娠并发糖尿病，因而不得不控制饮食。其实这个病三分靠治七分靠养，准妈妈回到家中除了好好控制饮食并且加上适当的运动，就可以把血糖控制在一定范围内。

患上妊娠并发糖尿病的准妈妈也和健康妈妈一样需要摄入营养，蛋白质、热量和钙铁都不能缺少，但是吃饭的方式要变换一下，最好少量多餐，可以让血糖趋于平稳。很多妊娠并发糖尿病患者都是因为水果吃太多了，准妈妈有时候没胃口吃饭可以理解，但这绝不代表可以以水果代替主食，更不能用果汁代替水。给孕妇准备的饭菜尽量选用纤维较多的食材，例如糙米和燕麦，或是笋子和韭菜。当然千万不要因为控制血糖而拒绝吃主食，孕妇最重要的就是营养均衡，谷物、果蔬都要均衡摄取，否则会影响到胎儿。

奶制品和豆制品也不要完全禁食，因为这些食物对身体也有益，尤其喝点儿牛奶或是奶粉，可以增进对孕妇对营养吸收的能力。坚果最好就不要吃了，李总监的爱人就是每天都会吃核桃，而凡是坚果如核桃、花生，营养也多热量更是不少，准妈妈们不要因为嘴馋就吃坚果了，尽量少吃坚果。总之一条，合理膳食，均衡膳食，多吃清淡的菜肴，准妈妈不挑食、不偏食。

但凡是有这病症的准妈妈饭量都会大增，特别能吃，一定要控制好饮食，找信赖的营养科医生为准妈妈量身打造营养食谱是最好的选择，饮食调理好再加上适当的运动，这个病都能得到有效控制。但是最好的方法就是预防孕期高血糖，不要吃含果糖和葡萄糖太多食物，因为就算准妈妈分娩之后血糖恢复正常，日后患上糖尿病的概率也会比健康孕妇高得多，所以最好的办法就是早预防，从根源上减少得这种病的概率。

第二节:
孕期常见疾病调理食谱

1 孕期感冒食疗食谱

【大夫的话】

由于孕期妈妈们的免疫力下降,所以患病的概率大大增加,感冒是最为常见的。一般的感冒药的成分对于胎儿的发育危害十分严重,抗生素是危害胎儿发育的最主要因素,所以饮食调理对于孕期感冒十分重要。

通过饮食的调理,可以均衡身体的营养,增强对感冒的抵抗力,有效地缓解感冒的不适。正确的孕期感冒食谱,每一个注重健康的妈妈都应该知道。

【典型表现】

发热、畏寒、打寒战、喉咙红肿、发热发烧、口渴、鼻干、黏稠鼻涕、头胀痛、结膜发红等。

【影响成因】

怀孕期间由于妈妈们的身体免疫力减弱,所以感冒很容易发生。对于一般的感冒药,其中的成分对于胎儿的发育危害巨大,作为传统的中医疗法,孕妇的食物治疗尤为重要。

生姜的温性和刺激性可以促进体内消化系统血液流速加快,使得身体发热发汗,对于感冒而言往往有着立竿见影的效果。同时生姜不会对孕妇身体产生副作用,所以妈妈们可以安心地吃。食物治疗不仅秉承了中医内调的原则,还能保证妈妈们的营养摄入。

【调理方法】

治疗感冒要根据感冒的不同类型进行分配。对于风寒感冒就熬生姜苏叶粥,因为生姜是对付发烧、打喷嚏、咳痰等的最佳对策,苏叶则有发散风寒的效果,这两种材料在一般药材店就可买到。对于风热感冒就熬桑叶枇杷粥，对于发热发烧、头痛等状况都有很好的效果。对于流行性感冒吃白萝卜茶叶粥，白萝卜能够清热化痰，茶叶可以清肺热，有理气开胃，止咳化痰之功效。同时粥能促进消化，效果是食物搭配的最好选择。

预防感冒也可以通过食物进行。平时妈妈们应该注意营养结构的均衡，不能一味追求高热量的食物，对于维生素、矿物质的摄入也应该足量。喝鸡汤能够增强人体的抵抗力，萝卜白菜汤有丰富的维生素，也能满足身体的需求。

总而言之，孕期感冒虽然常有发生，但是正确的食谱不仅能减轻妈妈的痛苦，更能保证孩子的健康发育。感冒食谱的正确搭配，将预防和治疗同时进行。

2 孕期咳喘食疗食谱

【大夫的话】

咳喘是孕期常见问题，但是对于肚子渐大的妈妈们来说，这就是最大的煎熬。咳嗽会带动腹部肌肉的收缩，带来的疼痛是十分难受的。虽然有药物能够缓解咳喘，但是俗话说"是药三分毒"，所以药物对于孕妇和胎儿的伤害很大，孕期咳喘食疗方法尤为重要。

食疗不仅可以缓解症状，更能保证妈妈的营养摄入。这种一举两得的方式逐步被大家所接受。

【典型表现】

咳嗽、呼吸不畅，严重时候肺部疼痛、呼吸道灼热、气短。

【影响成因】

孕妇在怀孕后，身体方面的代谢都有所加强，所以带给身体的负担也更加严重。当孕妇咳喘的时候，会使呼吸道充血，肺部扩张，长时间的咳喘会引发众多呼吸道疾病，甚至引发肺炎。因为怀孕期间妈妈们能用的药物很少，所以食物疗法能够更好地调养身体。

对于平时的食材中加中药调理对于怀孕妈妈是十分有益处的。中医注重内调，所以食物的调节就是中医的一部分。然而有些孕妇咳嗽却不是感冒引起的。孕期的咳喘是不同于常见的因感冒引起的咳喘，其对胎儿和妈妈身体的影响十分严重，只有及时地采取措施，才能保证孩子的正常发育和妈妈孕期的身体健康。

【调理方法】

梨这种常见的水果对于咳喘有很好的缓解效果。妈妈在咳喘期间，可以取新鲜的梨去皮和核后切位小块状，然后加入冰糖用文火炖，直至块状的梨消融于汤汁中，服用后不仅能够止咳化痰，同时对于消化不良也有很好的效果。另外，橘子也是很好的止咳秘方，就取新鲜的橙子，放在火上烤，当外皮发黑，内部果肉都变热后，趁热吃，其止咳效果比药物治疗更好。

生活中许多的食物都有止咳化痰的效果，常见的如萝卜。就取普通的白萝卜，去皮后切为块状，加入蜂蜜后拌匀放置一段时间，萝卜和蜂蜜的混合物就会渗出许多的汁液。患有咳喘的妈妈每次取少许的汁液，加上温水后服用，止咳效果很好。萝卜的止咳作用历来受到中医的推崇，这种常见的蔬菜食物，其实药用价值也很大。

3 妊娠剧吐食疗食谱

【大夫的话】

从确诊怀孕，妈妈们的生活面对着更多的压力，因为自己身体的状况，不仅关系到自身的健康，对于胎儿的发育更加重要，所以注重自身的饮食合理尤为重要。

孕期的妈妈们都有恶心呕吐的现象，这是怀孕的正常现象，但是轻微的呕吐逐步发展为剧烈的呕吐，其对身体的负荷更加的严重。所以有效地缓解剧吐现象，是十分重要的。

剧吐现象对于身体的压力特别大，所以食物疗法不仅可以治疗这一现象，更能保证身体的正常营养摄入。

【典型表现】

轻微时候就是呕吐，严重时候引起脱水，面色苍白，食欲不振，皮肤干燥，血压下降。

【影响成因】

孕期的剧吐现象应该引起孕妇的高度重视。怀孕期间，孕妇的轻微呕吐是正常的反应，这和孕期剧吐的早期症状十分相似。剧吐现象会随时间逐步加强，呕吐也越来越频繁，越来越剧烈。呕吐现象造成食欲不振，营养的摄入无法满足自身的新陈代谢需求，胎儿发育所需要的营养物质也得不到保证。同时剧吐过程中，腹腔压力增大，对孩子的影响非常大。应该重视孕期的呕吐现象，及时采取措施。呕吐使身体对于营养的摄入产生剧烈的影响，对于胎儿的发育危害十分严重，只有加强身体的营养摄入均衡，才能有效地缓解这一症状。

【调理方法】

姜历来是治疗呕吐的最好选择，许多的呕吐症状都能用姜来缓解。将生姜打为汁液，配以牛奶，加入少量的蜂蜜，用文火熬煮，牛奶和蜂蜜能够有效地抑制姜汁的刺激味道，同时促进吸收。取少许的芦荟熬为汁液，配以藕丁用文火慢慢炖，加入少许的冰糖，这样的芦藕粥也是缓解剧吐的最好食物疗法。粥能促进身体对于营养的吸收，对于胃的养护更加明显。炖羊肉汤、泡素饼吃，羊肉驱寒，驱除身体湿气，减轻呕吐现象。

总之，孕期剧吐现象的食物疗法对于身体健康十分重要，只有保证身体的健康，才能有效地缓解身体的不适，为孩子的健康创造必要条件。

4 孕期便秘食疗食谱

【大夫的话】

吃得好是所有准妈妈们面对的，孕期高营养食物能满足了身体的需求，然而正是这种营养烦恼丰富的食物，很容易造成孕妇的孕期便秘。孕期便秘对于孕妇的危害十分严重过，身体的有害成分不能及时地排出体外，积聚的有害物质加重了身体的负担。

有效地缓解孕期便秘通过食物疗法最为直接有效，所以正确的孕期便秘食疗食谱尤为重要，坚持食谱搭配才能促进孩子的健康发育。

【典型表现】

便秘，皮肤干燥，身体上火，食欲不振，精神状态萎靡。

【影响成因】

便秘困扰着众多的孕妇，孕期出现便秘的主要原因是和肠道的蠕动减缓。怀孕后，随着胎儿的发育，妈妈的肚子也随之增大。腹腔内的压力也增大，就会引起肠道的蠕动减缓，食物残渣就很容易在体内积聚。同时在怀孕期间，妈妈们身体的代谢也有异与平时，身体各种消化酶和激素的分泌也减弱，使得食物在胃部的消化时间过长，消化液不很充分。激素对身体调节也放缓，食物在体内的消化周期被延长，很容易引起便秘的症状。孕妇在怀孕期间，身体的众多水分通过排尿的方式排出体外，食物残渣中水分的减少也是便秘的主要原因。便秘不仅对于妈妈自身的危害十分严重，对胎儿的发育影响也十分严重。有害物质不能顺利地排出体外，就使得毒素在身体内部积聚。

【调理方法】

孕妇孕期便秘的食疗调节是十分重要的，科学的食物选择是进行食物治疗的根本。这不仅可以缓解便秘的不适，更能保证身体的营养均衡摄入。

粥疗方法是最好的食疗调理方式之一。粥能够增加消化，胡桃粥、酥蜜粥、莲子粥都是很好的选择。这些粥能够清火，使食物能够在身体内部得到充分的消化，同时能够顺通肠道，使排便更加顺畅。

水果疗法也十分重要。许多水果都是十分容易消化吸收的，香蕉是不二之选，多吃香蕉能够保证肠道的顺畅，促进身体的正常代谢。苹果能够促进胃部的蠕动，保证肠道的水分充足……

总之，便秘的问题之后在通过食物进行调理后，才能更好地保证身体的正常代谢，给妈妈一个轻松的身体。

5 孕期腹泻食疗食谱

【大夫的话】

从妈妈开始有小宝宝开始，周围亲人投注的关心就更多了，因为妈妈不仅肩负着孕育后代的责任，更是将爱进行长远的延续。

吃得好、睡得好、玩得好成为了当今妈妈们孕期生活主调，但是正是这种"衣来生手，饭来张口"的生活却带给了妈妈们许多的健康问题。食物的多、杂使得妈妈们常常产生消化不良、腹泻现象。孕期的腹泻是十分严重的，因为食物在体内得不到充分的消化，营养的摄入也得不到充分的保证，对于婴儿的发育危害巨大。而进行正确的食物疗法，是缓解腹泻的最好方法之一。

【典型表现】

腹泻，严重时候脱水、导致昏迷，精神状态萎靡，食欲不振，影响营养的摄入。

【影响成因】

怀孕期间，孕妇的胃口变得很好，各种好吃的都深深吸引着准妈妈们，所以食物吃的多而杂，各种东西在胃部进行消化时候就会产生不良反应，导致消化不良，引起腹泻。

孕期的腹泻有多种原因，主要为细菌或者病毒感染，也有应为孕期压力较大，或者食物过敏等引起。妈妈在怀孕期间，身体的抵抗力明显下降，平时一些身体能够有效抵抗的细菌、病毒，在此期间却能在身体中滋生，从而引起身体的病变。孕期的腹泻随孕妇的健康有巨大的威胁。首先，腹泻会导致营养的摄入不足，食物中的营养物质无法被身体充分吸收，不能保证胎儿发育的正常营养供应；其次，腹泻严重的时候会引起脱水，严重威胁孕妇和胎儿的生命安全。腹泻的过程中，身体的体抗力会明显降低，使得其他的病毒有了可乘之机。腹泻虽是常见的病症，但是在孕期内，妈妈应时刻保持警惕。

【调理方法】

孕妇的食物摄入多，所以正确的食物料理方式才能够缓解腹泻的问题。

清流食是治疗腹泻的方法之一。米汤、淡茶水、焦米粥汤、稀藕粉、米汤加盐、杏仁茶等，这些清淡的流食能够起到保护肠道的作用，腹泻引起的肠道伤害能够得到有效的缓解。

水果的保养也很重要，水果中富含的丰富维生素和矿物质元素能够促进身体的吸收，保护肠道的健康。如苹果、柚子、橙子都是很好的选择，当然这些水果摄入也一定要注意适量，这样才能保证肠道能够安心地消化。

消化系统是很难调理的，只有在饮食中注意，准妈妈们才能有一个健康的身体。

6 孕期尿路感染食疗食谱

【大夫的话】

孕期的尿路感染是常见的几大妊娠病之一，严重威胁着胎儿的健康。尿路感染使尿道病毒细菌增多，感染严重甚至会转移至子宫，严重威胁胎儿健康发育。因此，在妊娠其的妈妈们，一定要注意身体的健康卫生，避免孕期尿路感染这种常见的疾病。

【典型表现】

小便频繁而量少，小便过程中有轻微的疼痛感，口舌无味，食欲不振，皮肤粗糙，常常有口渴的症状。

【影响成因】

孕期内，尿路感染威胁着准妈妈们的身体健康和孩子的正常发育，引起这一症状的主要原因是尿道的细菌滋生。孕期妈妈们身体代谢中，对于糖类的吸收不充分，导致尿液中含糖过高，同时激素分泌异于平常，会使阴道分泌物增多，这样就会让细菌在尿道内滋生，引起孕期尿路感染。随着胎儿的发育，子宫会压迫输尿管，也能影响泌尿的顺畅。细菌的滋生和怀孕期间身体的负荷，是造成孕期尿路感染的主要原因。尿路感染对于孕妇和胎儿的健康都是巨大的威胁。

【调理方法】

对于孕期尿路感染这种常见的妊娠期疾病，如何正确地对待，是保证怀孕妈妈和胎儿健康的关键所在。

首先，有条件的妈妈们应当一个月去医院进行一次尿液检查，及时了解身体状况，如果有早期的尿路感染，及时地处理。如果不加重视，任病情继续发展、恶化或反复发作，对于妈妈和胎儿都是很严重的。

其次，在进行药物治疗的时候，妈妈们一定要到正规医院检查，听取医生的建议，切忌自己随意买药，虽然有些药物对于治疗尿路感染有很好的效果，但是对于胎儿的发育是有巨大危害的。

最后，就只妈妈们要注意饮食的调理，孕期注意饮食平衡，适量的运动，增强身体的抵抗力。同时要注重卫生，降低尿道内细菌滋生的概率，这样才能有一个健康的身体。

7 妊娠并发肾炎食疗食谱

【大夫的话】

妈妈们在怀孕期间，身体的免疫力下降，所以带来的健康问题也更多。妊娠并发肾炎是严重的孕期疾病之一。怀孕期间，孕妇血液量增多，胎儿的新陈代谢和妈妈的新陈代谢都由妈妈身体来完成，所以产生的代谢废物更多。而人体的肾脏具有排毒过滤的作用，妊娠期肾脏的压力增大，所以引起妊娠并发肾炎的概率也增大。

【典型表现】

做什么事都提不起精神，腰疼、血压高、尿少等症状。

【影响成因】

孕期内，妈妈们的血液量大幅增加，血液产生的代谢物质增多，妊娠并发肾炎使肾脏的过滤功能削弱，妈妈和胎儿的代谢废物不能及时地排出体外，严重威胁妈妈和胎儿的健康。

血液不能得到充分的过滤，胎儿得不到充足的营养，同时因为肾脏过滤功能减退，引起身体各种并发症。

【调理方法】

对于患病的妈妈，要及时去医院接受治疗，合理用药，减少药物对于胎儿的伤害。在妊娠期间，妈妈应该采取中西药结合的方式，中医内调，与西医结合，能够快速根治妊娠并发肾炎。

同时，孕妇在饮食上也应该多加关注，可以摄入维生素含量较多的食物，并保证食品的低蛋白低磷。通过饮食调整，可以从根本上预防并发肾炎。患有妊娠并发肾炎的妈妈，就是肾脏对于蛋白质、氨基酸等物质的过滤功能减弱，减少这类物质的摄入就能有效缓解病症。

总而言之，妊娠并发肾炎的妈妈们，及时治疗，膳食保养，就能更快康复，保持一个健康的身体，保证宝宝的健康发育。

8 妊娠期高血压疾病食疗食谱

【大夫的话】

妊娠期高血压比较常见，其不仅影响着妈妈们的身体健康，更严重威胁着胎儿的正常发育，严重时可能造成胎儿死亡。所以孕期的妈妈们，应该重视妊娠期高血压疾病，及时发现、及时治疗，这样才能在妊娠期保持身体健康，确保孩子能够安全降临。

【典型表现】

全身水肿情况严重，并在恶心、呕吐的同时会出现视力模糊、腹部疼痛的状况，严重者会影响到胎儿生命安全。

【影响成因】

怀孕后的妈妈，血液量会增多，身体的血液流速相对加快，很容易产生血压升高的现象。对于子宫胎盘缺血多胎的妈妈们，羊水过多，子宫膨大会压缩血管，是血液流速和流量减少，引起供血不足，使血压升高。

【调理方法】

妈妈遇到头晕、恶心、视线模糊等状况，要立即去医院接受检查。如果发现有妊娠期高血压的症状，应在医院接受治疗。减少走动，保持身体的清洁卫生。

同时，食物的调理至关重要。妊娠期的妈妈不能随意吃降压药，其对胎儿的发育有严重的危害，所以食物的调理是最为健康的方式。对于妊娠期高血压疾病患者的准妈妈，应该尽量少吃含有钠、钾的食物，保证降低细胞的渗透压。多吃富含蛋白质和维生素、微量元素的食物，当高血压情况较严重的时候，饮食上要格外的注意清淡，对于盐的摄入要限制。健康的调理方式能够帮助孕妇有效减轻孕期并发症带来的痛苦，也能避免胎儿受到影响。总之，及时治疗、正确的食物调理，这才是治疗妊娠期高血压疾病的最好方式。

9 妊娠并发心脏病食疗食谱

【大夫的话】

妈妈怀孕期间，身体血液的流动不仅保证自身代谢的需求，更是胎儿正常发育的根本，心脏作为身体的发动机，妊娠期妈妈的心脏工作的压力更大，所以引起妊娠并发心脏病的概率也增大，这种高危的病症严重威胁准妈妈们的身体健康。所以只有用正确的方式对待这种病症，才能保证胎儿的正常发育和妈妈的待产安全。

【典型表现】

心慌、胸闷、气短，脉搏在 110 次 / 分以上。

【影响成因】

孕期妈妈的血量增多，心脏的负担加重，婴儿和妈妈自身血液循环都要靠妈妈来完成，所以血液的流动加快。随着胎儿的发育，其供血要求更加大，所以心脏的压力也随之增加，而大量的血液涌向心脏，就会导致血压升高，诱发心脏衰竭。

对于有先天性心脏病的患者，妊娠并发心脏病的概率急剧增加。患者会因为心脏的供血功能减弱，从而导致胎盘供血不足，使胎儿发育受到影响甚至死亡。

【调理方法】

孕妇对于妊娠并发心脏病的调理方式有多种，主要由减轻心脏负担和增强心脏代谢功能两个方面。

　　首先，要想减轻心脏的负担，首先应该控制自己少做点体力活，并相应地增加自己休息的时间，每天要保证 12 小时左右的睡眠时间。为了保证心脏的负担减轻，增加心搏出量稳定，尽量左侧躺。并注意调整自己的情绪，保持愉快健康的心灵状态。在饮食上也多选高蛋白、少脂肪的食物。

　　当妊娠并发心脏病十分严重的时候，妈妈应该接受医生的建议，尽早地接受手术治疗，让心脏恢复正常的代谢。同时可以中西医结合，调养好身体，使心脏的代谢功能进一步加强。

　　总而言之，心脏作为身体的发动机，特别是妊娠期的妈妈，保证心脏的健康十分重要。合理的调理和健康的心理状态才能让妈妈和孩子更健康。

10 妊娠并发糖尿病食疗食谱

【大夫的话】

　　准妈妈们因为怀孕的原因，家人都希望营养充分，所以高热量的食物也成为很多孕妇食物的主要组成之一。但是妈妈们的糖代谢功能由于怀孕原因而减弱，随之出现的尿糖现象，严重时妊娠并发糖尿病严重威胁着妈妈的身体健康和胎儿的正常发育，所以及时防治妊娠并发糖尿病尤为重要。

【典型表现】

　　体重迅速升高，变得肥胖，吃得多喝得多、尿多，并且可能出现严重的妇科疾病现象，严重时，可能会出现酮症酸中毒现象。

【影响成因】

　　妊娠的过程常常会将身体隐形的疾病显现出来，糖尿病就是其中的一种，妊娠的过程会使得糖尿病患者病情不断加重。怀孕早期的女性在空腹时血糖含量可能较低，随着妊娠，胰岛素的用量需要不断增加。在分娩时，孕妇需要消耗大量的体力，体内的血糖含量较低，所以需要在适当的时候减少胰岛素，否则会出现低血糖的情况。因为整个妊娠的过程中，体内血糖的代谢情况复杂，所以对于胰岛素的用量需要不断进行调整。

【调理方法】

当孕妇发现自身患有糖尿病，最主要的就是要管住自己的嘴巴，对饮食进行严格把关。既要保证营养的供给充足，又要避免高血糖。需要了解的是，在怀孕的初期不需要特别大量的增加热量，后期肚子中的胎儿生长较快，需求营养较多的时候再加大营养供给即可。孕妇体内的酮体会随着体重的减少而增多，所以患有糖尿病的孕妇千万不要减肥，否则影响胎儿健康。

应该接受医生的建议，积极配合医生进行临床治疗，对于孕期药物的运用，必须根据医生的建议，减少药物对于胎儿的影响。口服降糖药在妊娠期应用的安全性、有效性未得到足够证实，目前不推荐使用。

第三节：
孕期常见疾病用药指南

1 孕期感冒用药

孕期感冒让某些初次怀孕的母亲很是紧张，其实孕期感冒是可以很好地预防的，在饮食方面，菜肴里可加些生姜和蒜，这些在预防感冒方面有奇效；每天记得多喝水，即便不口干也要多喝白开水，白开水不仅可以治感冒而且对咳嗽也有一定的预防效果。生活起居上，每天可以用浓盐水多漱几次口，准妈妈们也要注意没事儿别往人多的地方去，房间要通风，并且多活动活动筋骨，多到外面去透透风，这不仅可以换换空气，更能换换心情。

妊娠期感冒用药要根据不同情况来做出判断。首先是孕早期，这段时间按理讲必须禁用一切药物，如果准妈妈体温没有超过38℃，而仅仅只是流鼻涕或者打喷嚏，干脆不要吃药，在家里好好休息几天，孕妇身体也轻松，对孩子也没什么影响。但是如果已经开始咳嗽了，那么在医生指导下，可以选用一些安全的药物。一旦体温达到了39℃及以上，如果这个情况出现在准妈妈排卵期两周内，吃什么药都不打紧，但是超出这个时间范围，再服用药物就要小心伤到胎儿，因为这个时候，胎儿的大脑神经已经开始发育了，患上感冒会出大麻烦，一般来说会建议停止妊娠。

再则是孕中期，这个时候用药没有孕早期这么麻烦，但是还是要谨慎用药，但是类似庆大霉素、卡那霉素等药物会对胎儿的听力系统造成影响，不要用这些药物。可以尽量选择一些毒副作用小的中草药，如某些大家熟知的抗病毒、抗感冒的"神药"——板蓝根、金银花、连翘等，还有一些中成药也不错，如引黄口服液，都能清热解毒治疗感冒。

最后是孕晚期，由于孕晚期，胎儿发育成型，所以只要在医生指导下用药，对胎儿造成的影响微乎其微。

　　孕期感冒重在预防，感冒病症较轻者可以不用就医，先观察几天病情，一般情况下过几天就会自行好转，用食物进补、做做孕妇体操都能很好地缓解病情。

2 孕期咳喘用药

　　孕期由于生理情况发生变化，免疫力下降，在妊娠期咳嗽经常出现，很多时候孕期咳嗽不是由感冒造成的，而是因为准妈妈身体本身就比较虚，这种情况下，最好的方法就是食疗，以食物代药，让准妈妈滋阴养肺。而部分准妈妈一咳嗽就持续整整一个月，在这种情况下，若是食疗还不是很好的话，就需要用药物加强治疗了。

　　在妊娠期，由于准妈妈生理状况发生改变，所以某些药物服用过后是没办法代谢的，是药三分毒，如果没有代谢走，可能会给母婴造成生命危险，最有可能导致的就是药物积蓄中毒，尤其是在孕早期阶段，胎儿器官发育最关键的时期，所以咳嗽最好不要吃药，但如果在医生指导下权衡利弊，必须用药时，还是要吃药的。

　　首先是最常见的抗感冒的药，在市面上比较常见的有白加黑、大快克 / 小快克、康必得等，这些多是复合型药物，也就是说里面的成分不只一种，抗感冒的药非常不推荐使用，因为这些药并不是安全药，而且多不能根治，准妈妈们最好不要服用，尤其是在孕早期。

　　再就是抗病毒药物，有时候咳喘是由病毒引起的，这类药物很多都对胎儿影响不好，建议不要服用，如果必须服用，一定是要遵从医嘱的情况下用药。

　　还有一些抗菌素，除非准妈妈咳喘的原因非常明显，是某些病菌，否则不要使用抗菌素药物，抗菌素可以在胎盘内发挥不良作用，所以使用一定要当心。而某些专门针对止咳的药物，如止咳糖浆，应该来说是对孕妇最为安全的，除了含有碘的止咳糖浆不能服用，其他的都可以考虑。

　　孕期咳喘虽然很多不是生病，但是因为会对准妈妈生活造成困扰而影响其心情，也需要引起重视，虽然需要用药，但最重要的还是要靠饮食调理。

3 妊娠剧吐用药

对于准妈妈们来讲，妊娠呕吐是最令人反感也是最大的挑战了，如大家所知，妊娠剧吐会影响到母婴的营养摄取，尤其是孕吐最严重的孕早期，这也恰恰是胎儿发育最快速和最关键的时期，对于蛋白质和核酸的需求此时也达到了顶峰，如果妊娠呕吐太过严重，孕妇营养跟不上就导致胎儿营养也跟不上。

然而大家不够了解的就是妊娠呕吐会极大地破坏孕妇情绪，很多时候呕吐得很厉害了，会让孕妇对怀孕失去信心，随之而来的就是长久的恐惧心理，这种情绪会让准妈妈体内的皮质酮上升，借由胎盘传给胎儿，如果胎儿长时间接触这种皮质酮分子的话，会使胎儿的精神系统受到影响，有可能孩子出生以后，每当遇到困难和挫折，都比一般的孩子更加敏感、易怒。而且根据临床调查研究，如果是在孕早期某些阶段准妈妈情绪极不稳定，可能让孩子是先天性兔唇，同样的道理，如果是在别的时期情绪不佳，一样也会影响孩子发育。

如果只是轻度妊娠呕吐那么可以不用任何药物治疗，直接把它归为早孕反应即可，这个时候家人们最需要做的就是关注孕妇的情绪健康，让准妈妈坚持一段时间，并且了解孕妇平常喜欢吃什么，根据孕妇的口味，做一些清淡可口又有助于消化的食物给孕妇吃，而且在做饭的时候尽量让孕妇回避，因为这些油烟味会加重孕吐反应，应当予以注意。

如果某些孕妇被认定为严重孕吐，就要做好预防措施，预防酸中毒，这个时候适合吃一些助消化的药物，或者到医院去接受打点滴，以补充维持身体所需的营养物质，但是不能因为打点滴了就不吃饭，打再点滴也比不上从一日三餐中摄取的营养。

很多准妈妈可能会觉得孕吐比较严重的时候，是不是要吃点维生素，事实上不需要吃太多维生素片来补充营养，因为在孕早期，准妈妈体内最需要的是叶酸，但如果是针对缓解呕吐的话，维生素 B_1、B_6 和某些小剂量镇静剂都是可以使用的。

准妈妈看待孕期呕吐要有一个平和的心态，而且补充维生素也要适可而止，在这个过程中只需定期检查就可以了。

4 先兆流产用药

所谓先兆流产，就是指怀孕之后阴道少量出血，但是血量不会太大，比平常来月经时要少一点儿，先兆流产通常出现在怀孕早期，这个时候早孕反应还是会继续，但是会有腹痛和腰痛，它不同于流产，不会见到妊娠物和特别多的阴道流水。如果到医院做检查则会发现，子宫口仍然关闭着。这就是先兆流产，在这时，准妈妈要记得停下手里工作，卧床保胎，如果保胎工作做得好，孩子还是能保全到分娩期的。

不管是什么原因，一旦见红就一定要找医生。先兆流产有两种可能，一种是胎儿本身不健康，需要引产淘汰掉，下次再怀也未尝不可。但更多的时候问题出在准妈妈身上，如前置胎盘，又如子宫颈闭锁不全或是体内缺乏黄酮体，这些情况都可以通过安胎保证孩子的顺利出世和未来健康。

先兆流产要摄取均衡营养是一方面，在药物调理上，主要能治疗先兆流产的就是黄酮体，黄酮体对准妈妈的重要性贯穿了整个妊娠期，它不仅可以让胎儿健康发育，还能缓解子宫紧张度，为保证孕妇持续妊娠，还可以抑制子宫肌收缩。缺乏黄酮体就要适当摄取孕激素，第一种方法是直接肌肉注射黄酮体，或者注射另外一种，绒毛膜促性腺激素。然而随着医学的进步，又有一种新的药物出现了——"达芙通"，这种药物可以口服，非常便利和安全，在近 40 年的使用中，它的安全性和疗效得到了全世界认可，这种药的重要组成部分是地屈孕酮，只要在医生指导下用药，就可以提升体内黄酮体的数量保证胎儿安全。

先兆流产用药的第二种就是中药，在中医的理论里，先兆流产首先要做的就是益气补肾，尤其是补肾的中药，所以选择的中药材基本上都是味道甘苦，药性偏寒、平或是温的药物。常见的有党参、白术，包括"妇科三宝"之一的阿胶等，这些药物可以减少子宫收缩导致的催产，降低子宫的兴奋程度，让蛋白质和血红细胞结合、作用的速度加快，为胎儿成长创造良好环境。中医也支持孕妇在先兆流产时服用维生素 E，可以大剂量吃，但是不用担心副作用。

对于安胎，最主要的还是要选用西药，而中药很多时候只能起到辅助作用，先兆流产对于准妈妈是一大挑战，某些准妈妈从怀孕到生产一直在保胎，所以一定在孕前做好准备。

5 妊娠缺钙用药

孕期准妈妈缺钙是很常见的问题之一，毕竟胎儿发育所需钙质全部来源自母亲体内，如果胎儿缺钙将会本能地把母亲体内的钙质全部拿走。然而准妈妈缺钙很多时候症状并不明显，所以给准妈妈补钙具有普遍意义，每位孕妇都要补钙，胎儿在成长，准妈妈所需要的钙质之多是难以想象的。

孕妇缺钙的显性症状主要包括以下几种，准妈妈夜晚睡觉腿部抽筋，还会察觉牙齿有异样的感觉，例如松动。还有的准妈妈会血压升高，患上妊娠并发高血压。最让孕妇感觉难受的莫过于关节痛了，由于身体各处缺钙，原本封存在骨头中的钙会被放出来"救急"，所以孕妇会感到关节发酸疼痛。孕妇一定要及时补钙，如果不这样的话会影响到孩子，胎儿发育不良，严重的一出生就有先天性佝偻病，更多是后者，孩子容易在夜晚抽筋、啼哭，钙质同时也是孩子大脑发育的关键元素，缺乏钙质，孩子智力低下或是精神系统发育不良都有可能。

补钙时间最好是从怀孕一开始就开始补，孕早期为最佳补钙时间，因为这个时候胎儿发育速度最快，也最需要钙质。如果准妈妈及其家人能了解补钙的药物和过程，是可以自行购买药物补钙的，但是一定要注意对症下药，钙也是要分种类的，所以补钙的药物也要有选择性，用量当然也得根据孕妇的情况来定。

吃完钙片之后一定要同时补充维生素 D，因为只有伴随维生素 D 的吸收，钙质也才能完全吸收，常见的补维生素 D 的方式就是服用鱼肝油。

6 妊娠贫血用药

妊娠期贫血看起来并不可怕，因为它不像妊娠并发糖尿病是种病，妊娠期贫血只是一种症状。但是妊娠贫血所造成的后果却是无法想象的，它会对孕妇的妊娠本身和分娩造成威胁，孕妇的免疫力下降，更容易患上一些疾病，在分娩手术当中，甚至可能连麻醉都经受不起。即便是轻度贫血，也会让分娩危险增加，而如果是重度贫血，可能引发准妈妈的妊娠期高血压或是心脏病，患上产褥的风险也会大增。

妊娠贫血又分为以下三种：缺铁性贫血、巨幼细胞贫血、再生障碍性贫血，除了最后一种再生障碍性贫血比较危急，需要给孕妇输血外，前两种贫血都较为常见，并且改善起来也更容易。妊娠贫血积极预防是可以取得非常好的效果的，在准备怀孕之前，就把类似月经血量过多的失血性疾病全部都治疗好，失去的血量越少，体内保存的铁就越多。

被确诊为缺铁性贫血，那就可以服用铁剂，否则如果是另外两种，喝铁剂是没用的。服用铁剂可以让血红蛋白数量恢复至正常值，这个时候不要停止用药，只需把药量减少一些，如果停止用药可能又会再度缺铁。服用的铁剂一定要根据孕妇的个人情况来制定，如果过度用药，铁离子深入循环系统加入血液循环，就能在各个器官中沉淀，对器官造成不必要的损害。但是服用铁剂不是对每位准妈妈都奏效，包括某些重度缺铁性贫血的准妈妈，服用铁剂已经满足不了身体需求，这个时候支持静脉注射。

而所谓的巨幼细胞贫血，诱因就是缺乏叶酸和 B_{12}，尤其是这 B_{12}，缺乏 B_{12} 很多时候可能同时叶酸也会缺乏，叶酸可以是药物服用，但是 B_{12} 最好肌注药物补充。导致巨幼细胞贫血主要原因很多都是孕妇偏食、挑食，营养摄取不均衡，所以有营养的食物，无论是动物的肝脏，抑或是海产果蔬都要吃，若是吸收不好，大抵是因为肠胃功能紊乱，这个时候就要注重调理肠胃，要让吃的东西都能完全吸收。孕妇也要同时也要保障充足的休息。

妊娠期内，准妈妈要注重饮食，多吃富含铁的食物，豆制品、鸡肉或是猪肝等，食疗预防贫血是最为关键的，在即将分娩之前的时间，也就是怀孕后期，准妈妈一定要定期到医院做血常规检查。孕早期过后，不管有没有贫血的迹象都要积极补血、补铁，因为有可能身体已经贫血了只是尚未表现出来。

贫血最重要的是要靠预防，即便是缺铁也是由不同的原因导致的，所以还是要到医院做血液检查。

7 孕期腹泻用药

生活中常见的疾病如感冒发烧、头疼脑热、腹胀腹泻对孕妇而言都是一种危险的信号，其中最让孕妇无法招架的应当属于腹泻了，反反复复地折腾使身体渐渐虚脱，还有可能导致孕妇在孕期调养不当以至于流产或早产。

腹泻一般是因为孕妇在妊娠期间的不良饮食习惯所造成的。例如，孕妇在饮食期间食用一些粗糙、变质食物或由海鲜等食物过敏所引发，还有可能是孕妇的消化道受到细菌、病毒的感染，另有一种可能是其他的炎症引发的并发症。孕妇腹泻虽然与普通的腹泻不一样，要区别对待，但是孕妇也不要过度紧张，应当尽量放宽心态。

治疗腹泻可以从两个方面入手，一是注重自己的饮食结构，用饮食来调养身体，在妊娠期间要多喝水，及时补充水分，多吃些小米饭，不要吃辛辣刺激的食物和生冷油腻的食物。腹泻的孕妇每天也可以吃或喝四份奶制品和高钙食品来帮助获取钙，另外，每天吃三份富含铁的食物来确保饮食中获取足够的铁。

二是孕妇觉得此次的腹泻比以往来得更严重，切记不可胡乱吃药，要及时到医院就诊，做好检查，向医生咨询并在医生的指导下选择适当无副作用的药物，服用活性炭片，保护胃肠黏膜；也可以服用乳酸菌素片或乳酶生片，调整肠道内菌群，扶正祛邪。

8 孕期阴道炎用药

阴道炎是女性常见疾病之一，由于是在怀孕期间，女性体内的酸碱度不平衡，所以妊娠期比平常任何时期都更容易患上阴道炎。一旦感染上阴道炎，常见的症状就是外阴瘙痒、有烧灼感并且会发红，白带异常，呈豆腐渣状，颜色也不正常，乳黄色、灰白色，并且会伴有难闻的臭味。孕期阴道炎一定要早发现、早治疗，这也是会对胎儿健康造成影响的，有些孩子一出生就有红疹子，臀部很红或是患有鹅口疮，都极有可能是由于准妈妈患有阴道炎所导致的。

大抵上有两种原因导致孕期阴道炎，一种是准妈妈自身就有细菌寄居，若不是处在妊娠期，这些细菌不会作祟，而在妊娠期由于孕妇体内酸碱度发生更变，导致这些潜伏阴道内的细菌变成了病菌。二来就是外部病原体入侵，就是俗称的"感染"，那些公共场所的浴巾、坐便器、卫生纸还有浴盆，如果清洗不当达不到清洁的效果，就会成为病菌的培养皿。

怀孕早、中、晚期准妈妈身体情况不一样，所以用药方式和用药品种自然会有所区别。

孕早期，属于胎儿成长非常关键的时期，这个时候即便是小感冒、咳嗽，大夫一般也会禁止使用任何药物包括止咳糖浆，所以针对阴道炎，不主张准妈妈用栓剂以及口服药治疗，只要病情较轻，用中药药剂或是专用清洗液洗一洗就可以了，如果病情严重，则需要在用中药洗过之后，再在准妈妈阴部上栓剂药，但是这必须在医院护士的帮助下完成，千万不要自己上药，否则会对胎儿造成不利影响。

而在怀孕中、晚期，这个时候胎儿已发育成型，用药相对来讲比较安全，这个时候就可以使用栓剂和口服药，把阴道炎根治掉。阴道炎若是在上药是操作不当，是会感染给胎儿的，因此应当用对新生儿温和无害的药物进行局部清理和治疗，上药的动作也要尽可能地轻柔。

孕期阴道炎危害准妈妈的心理健康，所以要积极配合医生用药治疗，个人卫生也要加强，即便是在怀孕初期被查出来患有阴道炎也不要紧张，只要保证不乱用药、遵从医嘱，相信在孕期患有阴道炎的准妈妈们会健康起来。

9 孕期尿路感染用药

只要是可以每个月去医院的孕妇，都一定要每个月都去做一次尿液检查，这个检查就是来帮助验证准妈妈到底有没有患上孕期尿路感染。某些孕妇可能缺乏医学常识，认为在孕期，尿痛、尿频都是正常现象，这是不对的，尽管会存在孕晚期胎儿压迫孕妇膀胱，但是如果出现尿频、尿急和尿痛的话就可以确诊为尿路感染，一定要早早去医院就诊，尿道的炎症如果不马上控制住，细菌进一步侵袭宫颈，是会传染给胎儿的！

尿路感染同时要进行肾病的治疗，这听起来很不可思议，但是在治疗尿路感染时必须同时开展肾病的治疗，治肾病多半是用抗菌药物，所以当务之急就是要认清各色抗菌药物的利与弊，用药既不能超出宝宝的承受力，也不能不把细菌完全杀死，更要考虑对母亲身体和对胎儿未来健康的长期影响。

氨基糖苷类药物，例如庆大霉素，这类药物千万不要用，某些宝宝生下来就是聋哑儿就是因为这种药物，即便不是残疾也会对胎儿的肾脏造成无法挽回的损害。

喹诺酮类，常见的名字如泰利必妥或是××沙星就是属于这类药物，国外曾经把这种药物用在怀孕的老鼠身上，结果胎儿出生后患有先天性软骨病，虽然还没得到医学界的完全肯定，但是最好也不要用。

再来就是四环素类药物，会极大地影响孩子的骨骼发育，甚至是牙齿也会受影响，尽管在正规医院里这种药早就被淘汰了，但是在某些小诊所和偏远地区或是乡村地区，还是有的会吃这种药，一定要予以警惕。

最后就是较为常见的氯霉素，经常被用在治疗炎症方面，一旦服用此类药物，孩子生下来就会全身发紫并最终死亡。还有新诺明，也会使孩子患上严重的新生儿疾病。

明白以上几种西药不能用是一方面，很多家庭存在误区，认为可以用中药治疗孕期尿路感染，如果用药不当，即使是中药也会伤及母婴，况且重要很难根治。而某些医生会让孕妇"吊盐水"，让盐水冲走尿道细菌，这不大可能，虽然这能让孕妇减轻排尿时的疼痛感，可是无法根治病菌。不想让病症由急性转为慢性，就一定要好好检查、好好用药。

10 妊娠并发肾炎用药

在妊娠期间孕妇最常有的状况是全身不适，疲乏无力，食欲减退，恶心想吐，这些都可以看作怀孕的症状，但有些孕妇不仅仅只有这些，有的甚至腹痛或腹泻，高烧持续不退，尿路堵塞导致肾脓肿，尿频、尿急、尿痛等刺激症状也偶尔发生，这种症状多因膀胱上行感染所致，导致肾盂肾炎等症状出现。

大多数的孕妇在妊娠期间，体内的各系统会随着孩子的成长出现一系列的变化，比如增大后的子宫有可能会压住输尿管，这很容易发生肾盂积水的症状，像这种症状在妊娠期间出现的频率很高，这也是为什么在妊娠期间出现肾炎等并发症时孕妇要时刻关注自己的身体健康。及时用药，适量用药才不会影响身体的健康。

那么在妊娠期间生病患者应该如何用药呢？我们一般都知道像一些感染性的疾病我们都会用一些有效的抗菌药物治疗，这些对普通病患的副作用不是很大，但在孕妇身上则要慎用，应警惕对孕妇和胎儿有害的药物。但有些药物对孕妇有利而对胎儿有可能不利，为了孕妇的治疗急需，仍不能不用，可采用较小的有效剂量与较短的有效疗程。这需要和医生酌情商量，慎重使用，家人和孕妇要做到充分配合。

很多准妈妈害怕自己用药会伤害宝贝的健康，采取其他的方法给自己的身体减压，这个时候就应该注意采用正确合理的方式，这样才会事半功倍。比如，孕妇在妊娠早期在休息的时候侧卧着睡更好，这可以减少子宫把输尿管给压住，使尿液流通顺畅。另外孕妇们也可以多喝水，每天保持一定的饮水量，如果孕妇在怀孕期间呕吐，恶心的反应过大，可以通过输液的方式进行治疗。

某些抗生素对孩子的危害并不是很大，用抗生素药物也是很有效的治疗，不在孕妇首先要在用药之前，必须作尿液细菌培养、菌落计数及药物敏感试验。然后在根据自己的实际情况适量用药，目前一些资料显示选用头孢菌素类及较新的广谱青霉素治愈率可达 85% ～ 90%，一般应持续用药 10 ～ 14 天，但不建议单用氨苄西林，庆大霉素或其他的氨基糖苷类抗生素也应慎用。

总之，妊娠期合并尿路感染用药虽然须谨慎，但并不是任何西药都不可用。要用正确的方法，具体问题具体分析，有病就要检查治疗，不能一味死扛，这样反而对孩子不利，对症下药才能见效快，对孩子和孕妇双方都有利。

11 妊娠期高血压疾病用药

妊娠期特发的高血压病与原发性高血压及继发于其他疾病的高血压不同，与严重的母婴并发症密切相关。因此，积极配合主治医生治疗妊娠期高血压，对母婴的安危至关重要。我们首先要了解妊娠高血压综合征的情况，以免不能及时就医。妊娠高血压综合征一般发生在妊娠中期以及产后两周，患有妊娠高血压综合征的孕妇可能会出现水肿的现象，严重的情形还会经常头痛，视力间歇性模糊，更有甚者孕妇会全身性痉挛导致昏迷。

妊娠高血压综合征是怀孕期前特有的病症。如果孕妇的身体开始出现不适，血压轻度升高，可能伴有轻度水肿和微量蛋白尿，此时应该及时到医院就诊，一旦确诊为妊娠高血压综合征，要加强产前医疗保健。

准妈妈们要时常注意产检，最好一两周到医院做一次产检，注意观察水肿的症状，把自己的情况及时告诉医生，一旦有异常应提早就诊。孕妇应该在家自行监测血压，可每天早晚各量一次，并做记录。要采用左侧卧的姿势可减轻子宫压迫下腔静脉，因而使静脉回流增加，从而有利于血压恢复。同时在饮食方面要注意减少动物脂肪的摄入，控制好食物摄取的总量，补充含蛋白质，钙、铁丰富的食物。遵循好三高一低的饮食原则即高蛋白、高钙、高钾及低钠饮食，这样有助于预防妊娠高血压综合征。孕妇应多吃鱼、肉、蛋、奶及新鲜蔬菜，少食过咸食物。一些情况严重的患者，还要及时住院，积极配合医生服用一些降压、安神、利尿的药物，在医生的指导下使用抗高血压的药时一定要注意不能让血压降至过低且或波动太大，防止发生脑血管意外或胎盘屏障早剥，维持收缩压在140mmHg，舒张压在90mmHg为宜。切记要慎重服用，一旦其药物的副作用危害到胎儿，则要适时停用。

在怀孕的各种并发症之中，对孕妈妈身体危害特别大的主要是妊娠高血压。很多孕妇被确诊为妊娠高血压综合征后心情极差，害怕会因为高血压不得不早产，甚至对分娩有一定的恐慌感。这些恐惧就像一把利刃，如果孕妇一天到晚忧心忡忡，胎儿也会受到影响，所以孕妇要时常保持乐观的心态，既然上帝让他成为你的孩子，便注定会与你相遇。

12 妊娠并发心脏病用药

妊娠并发心脏病的患者有时候会觉得自己缺氧，呼吸困难，上期接不上下气，严重时会出现心脏衰竭的现象。这些症状如果在怀孕之前出现，很多人会休息一下，就不了了之。但是孕妇妊娠期间出现这些症状则不容小觑。因为妊娠期间子宫会增大，血液循环会增加，从而加重了心脏的负担，很可能导致心脏病并发。准妈妈们如果在轻微运动后出现心慌、胸闷、气短，偶尔出现耳鸣等症状，此时一定要停下来休息，及时到医院就医，向医生询问病情，做好防护措施。

医学上对妊娠并发心脏病有许多临床研究，对于妊娠期并发心脏病的用药也是慎之又慎。孕妇在医院静养的期间首先要加强胎儿的检测，如果发现异常现象要及时汇报给医生，如果出现严重缺氧的现象，及时吸入氧气，保持血液循环通畅。妊娠并发心脏病的严重性会使孕妇和家人紧张过度，产生不良的因素，这个时候医生就像是救命的稻草，医生要耐心地解答孕妇的疑问，安抚她们的情绪，减轻心理压力，孕妇自身也要保持平常心，这样才不会给自己加重心理负担。

妊娠并发心脏病虽然治疗的时间相对于其他的并发症而言长一些，家人可以在这个期间安排一个健康营养，三高一低的膳食，多摄取一些高蛋白、高维生素的食品，此外让孕妇在住院期间保证每天有 10 个小时以上的睡眠，避免出现情绪过分激动的情况，在用药时也要看清楚注意事项，及时向医生询问。

其实，从别人口中了解到妊娠并发心脏病有很高的危险性，但准妈妈们唯有亲身经历过才会发现，一切都难不倒一个初为人母的强大力量。孩子一天天长大便是动力的源泉，爷爷相信女人的天性会战胜一切困难。

13 妊娠并发糖尿病用药

妊娠是女性最为幸福的时期之一，彼时彼刻会感觉生命是多么奇妙，生活是多么美好，一举一动都为了孩子的健康而小心谨慎，在此期间也偶尔会因为一些疾病而苦恼，尤其是对那些在怀孕之前就患有糖尿病的女性是一件麻烦事，既不能吃这个，又不能喝那个，不吃又害怕宝宝在胎中没有很好地吸收营养，吃了又害怕血糖增加使身体负担加重，危害孩子的健康。可以说在妊娠期间并发糖尿病的孕妇要度过一个困难又有一定危险性的阶段。

孕妇如果在怀孕期间确诊为妊娠糖尿病，首先要像主治医生询问哪些东西应该忌食，什么时候吸收营养，安排正确的饮食方式，同时也要向医生咨询哪一种药目前不适合病患使用。孕妇和医生要根据自身发病年龄大小、病程长短、并发症的轻重做出具体治疗方案，如果情节严重则应建议其引产以终止妊娠，否则对大人、孩子都十分不利。

一些患有妊娠糖尿病并发症的孕妇，并不一定都是高危人群，如若血糖能够在妊娠期得以控制，并不会出现什么大的问题，只不过要注意以下几个方面。

首先孕妇要武装好自己的头脑，多多了解与糖尿病相关的知识，怀孕期间如何防止，如何适当地保护自己和宝宝的安危。再者饮食要适当地控制，即使孕妇是一张嘴两个嘴巴在吸收营养，也不可胡乱吃喝。妊娠糖尿病的妈妈与其他的准妈妈在吸收营养上没有多大的差别，无论是摄取的蛋白质、热量还是吸收的钙铁元素都不可少，但妊娠糖尿病患者更注意的是要少量多餐，注重事物的均衡搭配，使身体的血糖保持稳定。在此期间适量的运动也必不可少，糖尿病孕妇也必须坚持锻炼身体，这对避免体重过度增加，对顺利分娩都是有好处的，当然运动的方式和总量要符合妊娠的特点。

当然，光用饮食调养和适时运动来控制血糖的升高是远远不够的，我们常说，孕妇在怀孕期间要慎用各种药物，以防药物的各种副作用对孩子不利，但是糖尿病并不仅仅是饮食就可以控制好的，还需要用适当的药物来保持血糖的稳定。临床专家们考虑孕妇的特殊性，在用药时大多都会使用胰岛素，原用口服降糖药的病人应一律停药，改用胰岛素治疗，以避免口服药可能造成的不良影响，而胰岛素是大分子蛋白，不通过胎盘，对饮食治疗不能控制的糖尿病，胰岛素是主要的治疗药物，这样不会对胎儿不利。

孩子与母亲紧密相连，在十月怀胎中两个生命在共同成长，母亲希望一朝分娩的兴奋快乐，宝宝希冀一朝看见世界的美好。所以各位准妈妈们要好好地照顾好自己的身体，为孩子为自己安心度过这段充满希望的时光。

第 三 篇

three

产检指南：

产前检查全面指引

第一节：
在确诊怀孕初期，留意身体的变化

1 了解确诊生理反应

【大夫提醒】

在怀孕伊始，大部分母亲都还无法感受到小生命的存在，但是身体会发生一些变化，这些变化会提醒女性朋友们，自己就可以自行确诊是否怀孕。

最明显也最直接的表现就是停经，如果停经超过一个月那么基本可以确定是怀孕了。怀孕初期的另一个特点是容易感觉到疲劳。除了大家熟知的孕吐反应和小便次数更频繁，女性怀孕之后，情绪波动更大，冲动易怒、心情不大好。

怀孕早期是关键时期，这段时间孕妇最容易出现死胎、流产等意外，有些准妈妈早孕反应很强烈，孕吐严重到吐血吐胆汁、无法进食，但是在胎儿快速成长时期，营养是必须要保证的。所以，一定要早早了解妊娠初期的生理反应，确诊是否怀孕以便采取相应保胎措施。

【保健重点】

早期确诊阶段，大部分女性会选择自主检验，可以买早早孕试纸检测，为确保结果准确，最好用晨尿，如果孕试纸反应是阳性，那么就是怀孕了，但是可能会有误差，所以可以再过一个星期再检查，两次检查就可以很肯定地确认结果。

最精准的办法是做 B 超检查，按照来月经的规律，本月应当来月经的日子过去一个星期之后，就可以做 B 超准确检查是否怀孕。

女性朋友还可以通过记录自己的体温来检验，这是最简单的办法。切忌使用拍 X 线来确认怀孕，不仅对胎儿不好，而且也无法诊断。

2 了解基础体温变化

【 大夫提醒 】

提起基础体温，可能大部分的女性朋友们还没弄清楚它到底是什么，基础体温又名静息体温，女性朋友在熟睡之后醒来，在进行一系列活动之前测量得出的体温，基础体温基本上可以被看作是人一天中最低的体温，测量基础体温为的是检查出是否排卵。

在妊娠期，孕妇体内会分泌出一定的孕酮，这些孕酮会刺激到人体的体温，引发准妈妈的体温变化。女性排卵后的第二天，卵巢会变成黄体，孕酮就是由黄体分泌出来，可以让体温上升大约 0.6℃，所以体温会有高低变化，体温高的时期有 12—16 天，平均下来会持续 14 天。要是没有成功怀孕，黄体会萎缩而后不再分泌孕酮，这时体温会持续走低，直至回到往日的体温。处在经期，如果怀孕了，黄体接受了胚胎分泌的荷尔蒙，不断分泌出孕酮，体温一直是高温，如果是卵巢有问题，没有排卵或是没有变成黄体，那么体温不会发生变化。

【 保健重点 】

对于期待怀孕的女性朋友们来讲，强烈推荐使用专用的基础体温测量计，因为观察基础体温较为严格，所以体温数值更精确，基础体温测量计的刻度严密，通常将刻度 24 作为高低温的分界点。

在使用过程中，把体温计放在枕边或是床头柜上，方便醒来随时测量，醒来之后不要忙着起床，把体温计放在舌头下面约 5 分钟，然后把体温记录下来。如果急着上班或是不方便醒来量体温，可以固定在每天一个时间测量，但是一定要注意，测量前半小时内不能从事任何剧烈运动或是吃过冷过热的食物。

虽然这个方法很简单，但是一定要测量至少 4 个月数据才是有效数据。

3 进行人绒毛膜促性腺激素检查

【大夫提醒】

人绒毛膜促性腺激素检查对于某些女性朋友来说非常适用，它能够为曾习惯性流产，或是诊断出先兆流产的准妈妈们，评估妊娠风险，确定是否应该继续妊娠。一般都是在孕早期，12 周以前检查。

卵子受精后成功向子宫腔内注入，将逐步发展成为一个胚胎，胚胎成长为胎儿，而此时胎盘会滋养出大量的人绒毛膜促性腺激素。在妊娠最初，尿液里的人绒毛膜促性腺激素的水平会很快升高，在怀孕第 8 周的时候达到巅峰，然后会缓慢滑到中等水平，并一直保持这个状态直到孕晚期。

人绒毛膜促性腺激素在孕早期发挥着重要作用，它的数据对于妊娠疾病、肿瘤等疾病症状的诊断、鉴定有着一定的参考价值，准妈妈们看到数据时要注意一下，单胎妊娠的人绒毛膜促性腺激素的数值低于多胎妊娠。

【保健重点】

妊娠期当中使用人绒毛膜促性腺激素抗体测定，成功排卵后 9~12 天就可以检测到，孕早期前九周这个数值会迅速上升，人绒毛膜促性腺激素只需要做个血液常规检测就可以很容易被检测出来，这个检测指标是最敏感也是最有效的，即便尿检、B 超检查都没发现怀孕，准妈妈们上升的人绒毛膜促性腺激素的数值还是能看到在增长，然而这个指标还可以用来检测葡萄胎、甲亢等疾病，所以数值增长未必就是怀孕了，女性朋友们还要做个体检，看看是否患有其他疾病。

4 B超检查诊断怀孕

【大夫提醒】

在生活中，总会听到不少孕妈妈说："自己怀孕了也不知道。"为什么会出现这样的情况呢？主要是因为大家对确诊怀孕的敏感度不够高。

如果孕妈妈游走在"未知怀孕"、"怀疑怀孕"和"确诊怀孕"之间，徘徊不定的话，对孕早期的胎儿发育是有不良影响的。

因此，爷爷建议，一旦适龄女性在无生殖疾病或月经不调等疾病的困扰下，月经过期 10 日以上，就应该留意自己是不是怀孕了。

孕早期的主要症状是停经，一般而言，正常妇女停经 6 周左右就开始会有头晕、嗜睡、食欲不振、喜好酸物、晨起呕吐等症状。而且，在孕早期期间，孕妇会感到尿频。一旦有这些症状，女性一定要到医院进行详细的验孕检查，确诊怀孕。

【保健重点】

在确诊怀孕阶段，准妈妈主要是通过超声检查来确诊怀孕。比较常见检测方法是"B超"。由于我们可以在增大的子宫轮廓中看到透过羊膜囊的圆形光环，如果有这个圆形光环，即妊娠环，便可以确定是有小宝宝了。而妊娠环在怀孕 5 周之后就可以检测出来。

第二节：
9—12 周产检要点

1 准妈妈常规检查

【大夫提醒】

从新生命在母体的孕育到胎儿的诞生，准妈妈们通常需要经过各种孕期的检查项目。而其中在 9—12 周的检查，是接下来 10 个月怀孕期间的第一步，尤为重要。

很多准妈妈在确认自己怀孕后，由于自己对怀孕的认识不够，或者是为了减少麻烦，往往会缺席孕早期的产检，这样的做法是很危险的。

医生提醒，各位准妈妈需要接受常规检查。这样不仅可以了解自己的身体状况，而且也能为胎儿的成长保驾护航，毕竟，婴儿的健康成长与母体息息相关。

【保健重点】

在孕早期，妈妈们的常规检查主要有五项。一是血常规的检查，该项检查可以了解孕妇的血色素、血型，还能了解红细胞和血小板有无异常，避免发生意外。二是尿常规检查。通过检查，可以显示孕妇的尿糖、尿胴体及尿蛋白指标，反映出孕妇的肾功能情况。三是检查肝功能，掌握妈妈们的肝脏情况。如果妈妈中有肝炎患者，则需医生另行安排。四是乙肝的五项检查。如果检查出妈妈是乙肝病毒携带者，胎儿的感染机会将会大大增加。五是优生四项检查，包括弓形虫、巨细胞、单纯疱疹、风疹等病毒的检查,检查出这些病毒都将大大降低胎儿发育的风险。

2 询问病史

【大夫提醒】

怀孕后，很多妈妈不愿意去医院检查，认为那仅仅是做无用功，特别是在医生询问病史的时候更是感觉很无趣，大多数的妈妈们都会觉得医生问的东西太琐碎了，例如询问职业、年龄或是家族病史、丈夫的健康状况等，让准妈妈们都失去了耐心。殊不知，这小小的谈话中，暗含着多少潜在的信息。

因此，医生提醒孕妇们，切不可忽视了询问病史这一环节的重要性。

【保健重点】

在孕早期，医生们首先是询问孕妇年龄。怀孕的妇女，如果年龄小于 20 岁可能有难产的风险，相反，在 35 岁以上的则有妊娠并发症的风险。其次，询问职业问题。孕妇的工作环境将直接影响胎儿，如果孕妇工作需要接触有毒有害物质，则需要进一步进行特殊的检查。再次，询问末次月经时间，推算预产期。最后，了解孕妇的家族病史及丈夫的健康状况，防止出现家族性遗传疾病等。

在这期间，孕妇们能够做的，就是应该认真、准确地回答医生的问题，避免干扰医生们判断，以达到准确的目的。

3 常规项目检查

【大夫提醒】

准妈妈们在怀孕后，身体的各个方面都将会有所变化，例如白带增多、恶心反胃等情况。很多年轻的妈妈缺少经验，对此惊慌不已。妈妈们会担心这些身体的变化，担心会影响到胎儿等。长此以往，妈妈们的精神状态及心理健康都将会有不利的影响。

怀孕后，孕妈妈们必须做一些常规项目的检查，将能够尽可能地消除准妈妈们的疑惑。这些常规项目检查，不仅简单，而且目的明确，可以直接根据结果判断孕妇是否具有孕育健康宝宝的资格，减轻妈妈们担忧，缓解压力。

【保健重点】

在怀孕的早期阶段，传统的项目有：一是做全身检查，怀孕妇女发展的观察，营养和心理状态，包括血压、身高测量，血液和尿液检查。二是 B 超检查，在月经停止 40

天和60天的时候都要做超声检查以了解胚胎的发育情况。三是妇科检查，包括白带检查、妇科窥器检查、宫颈刮片检查和妇科双合诊检查，了解孕妇的阴道、宫颈等情况，观察母体的变化，为治疗提供依据。

4 骨盆外测量

【大夫提醒】

大家知道，婴儿必须要经过骨盆处才能分娩。骨盆是成产孩子的重要组成部分。骨盆外测量，是对盆骨进行测量，以了解胎儿能否顺利通过盆骨分娩。

在生活中，很多准妈妈在做骨盆外测量的检查时，面对冷冰冰的仪器和周围不熟悉的医护人员时，往往会感觉到恐惧和紧张，这些都会影响到检查的准确性。

医生提醒，骨盆外测量是孕妈妈身体检查的一部分，作用不可小觑。

【保健重点】

在测量过程中，医生们要动作轻柔，注意保护孕妇身体及孕妇隐私。因此，准妈妈们，不用过于担心。骨盆外测量，主要是测量六项数据，包括髂棘间径、髂嵴间径、骶耻外径、出口横径、出口后矢状径和耻骨弓角度。

骨盆外测量时，医生会提示并且帮助孕妇躺卧在检查床上，孕妇们只要做到尽量放松，协助配合医生。此外，由于骨盆的大小、形态和发展，与每个人的营养状况、遗传因素息息相关，因而会有不同的结果，因此，孕妇需要根据自己的情况，选择合适的分娩方式。

5 体重测量

【大夫提醒】

自从确认怀孕之后，妈妈们有了宝宝的陪伴，在幸福之余，多了一条小生命，身体也就多了一些负担，此时体重变化很明显。

在生活中，常常会有准妈妈们抱怨："最近体重增长太多"或是说"怀孕后，体重不增反而降了"，那么这些情况究竟是怎么回事呢？

事实上，在怀孕期间，母亲体重会变化，只要是在正常范围内，都是可以的。准妈妈们常常站上体重机，为自己测测体重的做法是正确的。大夫提示：孕妈妈进行体重测量是常规检查的一部分，通过测量可以了解孕妇的身体状况。

【保健重点】

需注意如果准妈妈每月的体重增加 6 斤或者 2 斤以下，都是不正常的，需去医院检查。作为一个准妈妈，要密切注意体重的变化，一定不可以只追求身材或营养。如果孕妇每个月的体重增加 3 公斤或不足 1 公斤，都是异常的。一般来说，孕妇每月增长 3 公斤以上，是由于进食过多，营养过剩，会造成婴儿过大，难产等情况；如果体重增加不足 1 公斤，则是由于吸收不良，营养不足等，婴儿则有停止发育等危险。但是，也有一些孕妇，体质的原因，加上妊娠反应，出现体重不增反降的现象，这是需要自身的调整的，毕竟，母体是胎儿汲取养分的唯一来源。

6 准妈妈的特殊检查

【大夫提醒】

对于特殊检查，很多的准妈妈会因为不了解而感到心慌和不知所措。那么，什么是孕妇的特殊检查，又有哪些人需要特殊检查呢？

特殊检查，简而言之就是常规检查以外的检查。具体来说，主要有准妈妈在怀孕前接触有危害性的物品、有遗传病史或家族病史、年龄超过 35 岁以上等都需要接受特殊检查。

如果符合上述条件的准妈妈为了减少麻烦，不参与特殊检测，胎儿的成长与发育过程中将会出现众多不确定的危险。

特殊检查，主要包括 B 超检查，可以观察到多种先天畸形，如唇腭裂、脑积水等。母血筛选又称唐氏筛选法，主要排除胎儿有没有遗传性或家族性疾病，也可应用于高龄准妈妈。还有就是羊膜穿刺检查法，主要针对高龄孕妇。检查过程麻烦，但是结果一般比较准确，能够有效降低具有先天不足的孩子出生的可能性。

总之，符合上述条件的孕妈妈们，为了孩子的健康，为了下一代的成长，一定要到医院进行详细的检查。为了孩子的健康，妈妈们一起加油吧。

7 慎重对待孕早期感冒

【大夫提醒】

怀孕了？准妈妈们要注意了：免疫力差，抗病能力弱，加上气候变化无常，这时候，千万要注意保暖，一旦感冒，必须慎重对待。

因为自身免疫力下降，孕妈妈相较于常人更容易感染病毒。此时，妈妈们切勿大意，由于妊娠期孕妇体内酶的变化，对于一些药物的吸收和代谢能力有一定的影响，而这些药物对于孕妈妈本身或是腹中胎儿的危害可能会超过这个药物自身的毒性。一旦胡乱用药，后果不可估量，尤其在孕早期很有可能会造成婴儿的先天性残疾等，因此孕妇要权衡利弊，在医生的指导下，合理、安全用药。

【保健重点】

在孕早期，准妈妈感冒主要是以预防为主，辅之以物理性治疗。妈妈们首先应该注意休息，适当地锻炼身体，拥有一个健康强健的体魄，以抵抗感冒病毒。其次应该注意个人卫生，开窗透气，保持空气流通，不常去人潮涌动的公共场所等方式都可以减少患病的概率。一旦感冒，在初期，可以选用物理治疗法，多喝水，多出汗，尽量排出体内毒素；在额部、颈部放置湿毛巾等帮助降温。

8 孕期洗澡有多个注意事项

【大夫提醒】

在生活中，有很多准妈妈会有这样的苦恼：怀孕后，皮肤似乎变得更容易出油和出汗，使得原本清爽的头发和皮肤没有了往日的光彩，不得不经常性洗头和洗澡。

在孕期，医生提醒，要根据自己身体的出油情况，保持良好的清洁习惯，避免毛孔堵塞，影响新陈代谢及出现皮肤疾病等情况。

但是，作为一个准妈妈，洗澡的规矩自然与平时有了些许的不同，那么在孕期洗澡又有哪些具体的注意事项呢？准妈妈应该如何正确地洗澡呢？希望下面所提的建议有助于妈妈们解除疑惑。

【保健重点】

孕期洗澡需要注意的事项有以下几点：一、洗澡方式要适当。应该选择淋浴、站立式，避免坐浴，减少细菌。二、防滑防摔是关键。最好是在淋浴的地板上铺设一层防滑底，防止孕妇出现不测。三、洗澡环境要注意。孕妇切勿去公共浴室洗澡，因为里面的气温过高，且环境较差，人数又多，很容易产生意外。四、洗澡用品要选对。不可使用有刺激性的沐浴系列，以免产生过敏反应。五、清洁部位要正确。孕妇洗澡时，动作要轻柔，在特殊部位要重点清洗，如外阴、乳房、腋下、肚脐、颈部等。

9 有阴道出血要及时求诊

【大夫提醒】

孕期出现不正常的出血现象，这是一个危险信号。遇到这种情况，很多妈妈会有些惊慌失措，胡乱猜忌，在这种情况下，准妈妈们千万不要再犹豫，有阴道出血要及时求诊。

一般来说，在妊娠早期阴道出血问题：流产、异位妊娠、葡萄胎和宫颈息肉，宫颈糜烂或病变，这些问题的产生是由于产妇的生活不规律，或有类似的病史，使得胎儿无法在母体内发育，阴道流血是身体给自己的一个重要提醒。

【保健重点】

作为孕妇，需要万事小心。在日常生活中，除了做到保持规律的生活作息，不酗酒、不喝咖啡等刺激性饮品，远离有辐射的污染源，安心静养的同时，还要密切关注自己的身体变化，一旦出现异常，如阴道出血等情况，妈妈们千万不要根据前人经验，自我判断，必须及时求诊，接受治疗才是正确的选择。

10 谨防宫外孕

【大夫提醒】

宫外孕是指受精卵并不在子宫里面着床，而去子宫以外的地方。宫外孕对孕妇的伤害很大，同时也很常见，需要谨慎对待。

根据异位妊娠的紧迫性，异位妊娠一般分为急性和慢性两种异位妊娠。但是，无论是哪种类型，爷爷提醒：谨防宫外孕。要严肃对待，认真处理。

【保健重点】

如果一位女性，已经做好足够的心理准备，承担母亲的神圣职责，此时，通过预防的办法，可以降低宫外孕的危险。首先，应该选择正确的时机受孕。准父母应有对孩子负责的心理，在准备怀孕前，要养成良好的习惯。其次，妈妈们要对自己的身体状况有所了解，有过流产、宫外孕等病史的，需要提前咨询医生，确定没有问题，才可以生育。还有，利用科学的方式，尝试体外受精等。有过宫外孕的妈妈们，再次怀孕，风险会大大增加，此时可以借助体外受精，将受精卵安全的放置到子宫中，防止意外发生。

妈妈们，为了孩子的健康，一定要懂得保护自己，尊重自己的生育权利，谨防宫外孕。

11 进行检查并及早发现是否葡萄胎

【大夫提醒】

葡萄胎，顾名思义，是指样子像葡萄的胎儿，这样的胎儿没有在子宫内正常发育。产生葡萄胎的原因，与妈妈的身体及营养状况有关。宫内停留更长时间的葡萄胎，对孕妇的身体伤害越大，最后很容易产生严重的出血并发症。

医生提醒，孕妇怀孕后，要定期去医院做全面正规的检查，及早发现是否葡萄胎，保障妈妈与孩子的健康。

据医生介绍，怀有葡萄胎的孕妇一般会出现：一、孕妇肚子大的快，排除双胞胎或多胞胎的可能性，葡萄胎的妈妈肚子更明显，增长速度更快。二、妊娠反应更强烈，相较于正常怀孕的妈妈们，会反复呕吐、恶心，持续的时间长。三、会伴随阴道出血等现象的出现，这一点也是最显著的特征。因此，符合这三类情况的准妈妈们要小心了，为了进一步的确认，应该去医院进行检查并及早发现。

【保健重点】

在怀孕期间，准妈妈们不能掉以轻心。首先了解自己的身体状况，一旦出现异常，要及早求诊。利用高级医疗技术，例如 B 超检查，排除葡萄胎的可能。其次，定期去医院做检查，对肚子孩子的发育情况的了解等也可以规避出现葡萄胎的风险。

12 要及时开展早期胎教

【大夫提醒】

天才第一步，从早期胎教开始。如今的人们在满足生活的基本需求后，更注重生活的质量，对孩子也是同样。人们越来越重视使用早期的胎教，来提升宝宝的全面素质。

在生活中，有很多准妈妈在怀孕初期，就开始对孩子进行教育，例如每天给孩子听音乐，给孩子讲故事还有与孩子进行对话，等等。事实证明，这些行为都是很有效的胎教行为。

医生说，胎教的作用主要是通过外界刺激以激发腹中胎儿的发育。正确的胎教，可以促进孩子的成长，对孩子一生的发展都将产生重要影响。

【保健重点】

因此，准妈妈们，行动起来吧，及时开展早期胎教吧。通常，有美学胎教、音乐胎教、营养胎教、亲子胎教等众多类型的胎教形式，而妈妈需要做的也很容易。只要每天抽出多一些的时间，抚摸着自己的肚皮，与自己的孩子多多对话，常常静下心来，阅读图书，欣赏音乐等都可以帮助孩子"赢在起跑线上"。但是，除了这些，更值得一提的是，妈妈们也要规范自己的行为，不可举止随意。因为，孩子一直在看着你呢。

妈妈们，天才第一步，要及时开展早期胎教哦。

第三节：
13—16 周产检要点

1 常规检查

【大夫提醒】

在怀孕的第 13 周到第 16 周，需要做一个 B 型超声常规检查，白带常规检查和胚胎发育，除了一般的检查，还有全身检查，还要检查孕妇的心脏、肝脏和肾脏的功能，了解血液和尿液是否有异常，需要做血液常规和尿液常规检查，还有唐氏筛查，有时还可以检查有没有感染上传染病。最后还有一些测量项目，如准妈妈的腹围、血压和体重等。

听胎心，近几年很流行使用听胎心仪器，自己在家听胎心，准妈妈心境平和的时候，平躺在床上，然后听胎心就像钟表的"嘀嗒"，在听的同一位置，缓慢增加压力，如果依然没有听到声音，可以以这个点为圆心，以 5 厘米为半径找位置试一试。当宝宝快要长成时，胎动的重要性更加凸显，如果一小时内胎动次数少于三次，应当立刻去医院检查。

【保健重点】

在第 11 周和第 14 周要做 B 超，超声成像是用来做 NT，NT 是用来检查胎儿颈部透明带的情况，这个检查近些年在许多医院里非常流行，NT 检查为无创检查，简单有效，也同时成为妊娠初期相关综合征的最有效检查手段，如果胎儿 NT 异常，多半患有染色体疾病，例如水囊状淋巴管瘤或是呈现出早期的水肿胎儿症状。另外可能 NT 检查所用时间较之其他 B 超所需时间要多，但是不必担心有副作用对胎儿造成影响。

2 常规项目检查

【大夫提醒】

孕期检查可以清晰地了解母亲和婴儿的健康情况，达到早发现、早治疗的效果，而且也能保护准妈妈的身体健康，在怀孕期间，由于女性生理发生改变，所以容易产生妊娠并发症，做孕检是为宝宝创造一个稳定良好的发育环境，也是保护妈妈和孩子的安全。

孕检主要针对的检查项目是会影响孩子身体的各种因素，例如染色体遗传病，生活环境的化学、物理影响，通过检查孕妇身体来确定营养膳食的方案和改善生活习惯，用医学技术对胎儿和母亲的健康进行监督，确保每位孕妇都能生下健康的宝宝。

【保健重点】

最基础的身体检查就是在为孕妇建档案的时候，测量身高、体重和血压，以及乳房、骨盆高度和子宫的情况，到了怀孕一定时期，胎儿的胎心和胎位都是检测对象。然后就是血常规检查，不仅检查准妈妈是否有贫血的症状，而且还要了解准妈妈是否有血液病，某些情况下有血液病的准妈妈不得不终止妊娠。然后是尿常规检查，例如妊娠并发糖尿病就是通过这个检查得到判断的。还有肝肾功能检查，如果这些器官出现问题，怀孕会让它们不堪重负。最后是血型检查，胎儿是否会溶血通过这个检查得到结果，并且提前知晓胎儿血型，如果在分娩时发生意外也可以提前做好准备。有些准妈妈携带梅毒，做梅毒试验排除婴儿先天性梅毒的可能。

3 白带常规检查

【大夫提醒】

孕期白带检查非常简单，各位准妈妈不必太紧张。在医院里，只需要在医生的帮助下取一点阴道分泌物，没有疼痛，没有任何不适的感觉，白带能充分反映孕妇的健康状况，一旦发现异常白带，必须马上到医院做检查。

白带检查的项目有如下几项，第一个是阴道的酸碱程度，检测出阴道的 pH 值，正常情况下，pH 值为 4.5，当准妈妈感染阴道炎时，白带的 pH 数值上涨。再一个就是检测阴道的引导清洁程度，清洁程度还会被评级，三级到四级为不正常，可能有炎症存在，或者是有真菌、病原菌等。再就是专门针对细菌性阴道炎的胺试验。

异常白带情况多样，在此不必细述。正常的白带为白色，可能看上去有些透明和黏稠，没有任何异味。白带有臭味或是形态与往常不同，一定要及时到医院做检查。

【保健重点】

准妈妈除了个别孕前就有阴道炎等疾病的，其他很多情况都是由于孕期生理发生变化和清洁措施不当造成的，所以有好方法可以预防。

准妈妈要为自己准备专用的盆子和清洗毛巾，毛巾用过之后要多晒一晒，或在通风口晾干。每天都必须用热水清洗私处，如果有条件最好用淋浴设备清洗。

4 准妈妈的特殊检查

【大夫提醒】

如果准妈妈年龄在 35 岁以上或是多胎妊娠等情况，做一些孕期特殊检查是需要的，这样可以排除孩子是否患有疾病，高龄产妇或是孕前有不良生活习惯的产妇，所生育的宝宝有先天性疾病的概率要大得多。

准妈妈不要嫌麻烦或是多花了钱，特殊的产前检查是适合你个人状况，做检查以便制定更详细的保胎方案。如果是高危孕妇，有时候胎儿在子宫内继续生活会给自身和母亲造成危险时，医生会果断给予终止妊娠，引产之前需要了解胎儿的发育情况，也需要做一些检查。

每位准妈妈产检都会做 B 超，B 超检查可以发现胎儿神经系统的某些缺陷，或是准妈妈的血液异常，如果进一步查明并诊断，要赶紧治疗必要时会终止妊娠。

在怀孕之前会做检查，如果发现准妈妈有先天性代谢功能异常，抑或是准爸爸是基因病患者、曾育过患有基因病的孩子，双方或是任意一方有家族病史的，都要做特殊产检。

【保健重点】

特殊检查大致分为如下几种。第一个是超声波扫描，通过高频率的声音可以穿过腹壁，来观察胎儿羊水，该方法安全、无痛、无感觉，但不能在整个妊娠期中超过四次。

第二个是血液生化测定，这个可以检测胎儿是否是肝炎病毒携带者，也可以检验是否携带艾滋病病毒等，随着社会发展，这项检测将会逐渐纳入常规检查。

最后是羊膜穿刺术，专门用于研究遗传疾病——唐氏综合征。

5 唐氏综合征筛查

【大夫提醒】

唐氏综合征是筛查母亲的血液，对母体血清甲胎蛋白浓度进行测定，同时还包括绒毛膜促性腺激素等，并且与准妈妈的年纪、体重和怀孕时间及相关因素来评测胎儿患有先天愚型以及神经管问题的危险指数。

唐氏筛查越来越具有重要意义，其原因就在于生下唐氏宝宝的严重后果。唐氏宝宝生下来智力低下，模样痴呆，连基本生活都没有办法自理，而且具有先天性心脑血管疾病，是没有办法治愈的。在我国，每隔大约一刻钟就有一位唐氏宝宝出生，这会给家庭和社会造成负担，此外，近年来的大面积唐氏综合征筛查的结果显示，唐氏宝宝的出生率略微上升。

唐氏宝宝的患病原因非常复杂，首先最有可能是遗传患病。其次现在各大城市环境污染、放射性物质、化工产品对孕妇的影响，包括某些家庭本身，由于家庭装修造成的污染、避孕药的影响以及吸毒吸烟等不良生活习惯所导致的唐氏宝宝数量增加。

【保健重点】

唐氏综合征筛查，最重要的是要把握好做检查的时间，约第 15 周至第 20 周是最好的时间，虽然建议检查时间每个医院都是不同的，这都是需要听医生的。做唐氏综合征筛查成本每个医院不同，大约 200 元，如果你想选择一个全套检查血常规，价格将增加一倍。

唐筛非糖筛，不涉及肝功能检查，所以不用空腹体检，近来发现很多准妈妈将"唐筛"与"糖筛"搞混，这是不一样的，糖筛需要空腹 12 小时才有准确结果，而唐筛无需空腹。

6 羊膜腔穿刺术

【大夫提醒】

医生会用超声波探头作为引导，然后用一根非常细的长穿刺针穿过伏笔和子宫肌层最后穿过羊膜，进到羊膜腔后，抽取一定量的羊水，用这些羊水进行试验，检查胎儿的染色体、DNA还有别的生化成分。羊膜腔穿刺术虽然听起来有些吓人，但其实操作简单，而且穿刺之前不需要麻醉也不用提前住院。

为什么检测胎儿是否患有唐氏综合征要用羊膜穿刺检查，胎儿在子宫中周围没有空气只有液体，这种液体环绕在胎儿身边，就是所谓的羊水。随着妊娠时间的变长，胎儿的逐渐成长，羊水也会越来越多，这些伴随着胎儿成长的液体，是和胎儿健康状况息息相关的。经常从羊膜表面脱落的羊膜细胞，是和胎儿的染色体完全一样的。如果染色体出现问题，胎儿极有可能患上很难治愈的病症，例如唐氏综合征。所以，检测羊膜细胞的染色体，就可以看出是否患有先天性疾病。再者，胎儿在母体内，会将一些物质释放到羊水里，如果胎儿患有疾病，那么羊水的检测数值会出现异常。

【保健重点】

临床诊断的羊膜穿刺术已有近 30 年的历史，在将手术前做 B 超，避免危险区域，选择羊水多的地方进行羊膜腔穿刺术。仅有少部分准妈妈会在穿刺后出现轻微的阴道流血，只要好好安胎就安心无虞。目前仅有大约 0.5％的孕妇做完后会出现流产等意外。其实不必太担心，因为穿刺的同时都会用超声波做引导，不大可能伤到孩子。

7 注重留意母体和胎儿变化

【大夫提醒】

众所周知，怀孕分为三个时期，孕早期、孕中期和孕晚期，每个时期母亲和胎儿是不一样的，会发生巨大的变化，所以每个时期都要谨慎小心，情况不同对策也不尽相同。

在怀孕 3 个月的时候，胎儿生长发育最快最迅速。在第 5 周，首先是胎儿的心脏开始发育成型，其次是消化系统，然后是四肢。最后五官的眼睛和耳朵也开始长成。6 周以后，由胚胎发育成的胎儿长度大约为 20 毫米。在第 12 周，胎儿就变成了 10 厘米，是不是很惊喜宝宝长得好快！绝大部分器官在这段时间也发育成型。

孕中期的一大关键就是胎儿的肾脏开始紧锣密鼓地工作，这个时候宝宝就可以排尿，把尿液排到羊水中，然后以此更新羊水。孕中期就能听到胎音，这个时候就可以开始胎教了，父母们就能和胎儿建立联系。

在孕晚期，宝宝还在长大，这时候就是头发、指甲的发育时间了，胎儿的肺部也逐渐成熟，并且也在为出生做准备。

【保健重点】

孕早期阴道流血，很可能是先兆流产或是宫外孕，虽然有时候轻微的腹痛是正常的，但是如果是剧烈的痉挛腹痛，就要引起重视了，可能是宫外孕引起的。孕晚期很多准妈妈会自主听胎心，如果发现胎儿跳动次数过少，要及时去医院检查，这是胎儿不健康的信号。准妈妈全身上下瘙痒，可能是患有黄疸的疾病。

8 了解母婴保健与重点关注

【大夫提醒】

母婴保健在现代社会引起广泛关注，首先要了解母婴保健的定义，即通过研究女性和儿童的特殊身心以及影响其身心的自然、社会影响因素，其次要了解其行为模式和方式，从而制定有效措施，来控制疾病，让准妈妈和孩子的发病、死亡的情况越来越少，这是一门新兴科学，但也是能造福一代又一代人的现代医学。

母婴保健的重要性一点也不输于其他的医疗科学，因为这可以保护两代人、一个家庭，它不仅关系着一对母婴的健康，而且也几乎决定了整个社会群体的健康水平。母婴保健的发展也象征了一个国家的经济和文化的进步，一家能有平安健康的母婴，千万家庭的妈妈和孩子都能健康，也同时能让家庭关系和谐，社会更加稳定，这是关爱母亲和孩子的重要研究，所以具有极为特殊的意义。

【保健重点】

母婴保健要说的太多，除了到医院做检查等，家人自己也要有相应保健措施，就拿给准妈妈准备的食品来举例吧，准妈妈吃多吃少不能由家人说了算，而是应当在营养师的指导下，结合孕妇的情况来计算。还有刚刚出生的小宝贝的保健，要在心里构建一个金字塔，有妈妈的奶水，有谷物食品，还有果蔬和肉类食品，母乳当然要是第一位，但是在为孩子的准备的辅食中，不能总是一样的食材，而要有营养的搭配，脂肪、碳水化合物等一样不能少。

9 弄懂孕 4 月母婴保健要点

【大夫提醒】

怀孕第 4 个月即怀孕第 13 周到第 16 周，这个时期是孕中期的早期，准妈妈此刻刚刚结束孕早期的早孕反应，食欲大增，这个时候胎盘已经长成，宝宝的各个器官开始迅速发育，需要大量的营养素源源不断送给正在发育的宝宝体内，所以需要正确并充足地摄取营养才能让胎儿健康发育。

在孕期第 4 个月，准妈妈也会有比较明显的变化，腹部的下部开始逐渐变大，子宫变成和胎儿头部大小差不多，这个时候孕前穿的衣服可能会显得有些紧。乳房越来越大，而乳晕的颜色越来越黑，尽管白带和尿频还是会有，但是孕中期流产的危险性会减弱不少。这个时候行动尚且方便，而且胎儿也比较稳定，所以这个时间段也是怀孕期间最舒服的一段时间。

怀孕到 4 个月，在饮食和生活习惯上，有诸多注意事项。

【保健重点】

宝宝此刻迅速成长最需要的是热能，所以要多吃米和面等主食，如果想换个口味，可以加入一些小米和燕麦等。人体发育最需要的莫过于蛋白质，准妈妈也要多吃富含蛋白质的食物，例如牛奶、豆制品以及一些动物内脏，同时为了防止胎儿贫血，也要注意摄入维生素，富含维生素 C 和维生素 B 族的食物。

准妈妈此刻依然需要谨慎服用药物，不是不在孕早期吃药就没事了，很多药物在孕期任何时候吃都会给胎儿带来负面影响。

在生活习惯方面，要做好个人卫生，每天清洗私处，还要勤换衣服和洗漱用品。

10 寻找应对白带异常的办法

【大夫提醒】

女性分泌白带是生理现象，如果女性生殖系统感染疾病，异常的白带是疾病的重要信号，准妈妈们由于妊娠期生理发生改变并且抵抗力降低，事实上孕妇比普通女性更易感染生殖系统疾病，白带异常通常表现为白带增加或颜色气味变化，也就意味着妇科病。

如果白带量非常多，多到把内裤打湿，但是无色无味，这样的白带也是异常的。白带量突然增多的原因有不少，例如清洁习惯不好、情绪不稳定或是对清洗物过敏都有可能，极有可能已感染炎症。如果白带呈现像豆腐渣一样的，并且伴随着奇痒，准妈妈要警惕已经患上了霉菌性阴道炎。

最后，说一下白色念珠菌感染，这是准妈妈最容易得的阴道疾病，而且在妊娠期由于药物受限不容易治愈，会造成阴部奇痒，伴有大量乳状白带。

【保健重点】

准妈妈在妊娠期不要太过于注重清洁，而频繁用清洗剂清洗阴道，因为阴道具有一定的自洁作用，清洁剂破坏阴道酸碱平衡。不要总是使用护垫，护垫不透气对外阴有一定的刺激作用，所以反而容易引发感染。最后也是最重要的，一定要每天换内裤，要勤洗勤晒。

11 预防便秘的方法

【大夫提醒】

准妈妈便秘是一种普遍现象，这是因为孕妇肠道平滑肌的舒张次数减少、肠胃动力不足，腹部肌肉收缩水平减弱，而且准妈妈在孕期吃的东西都特别好，多是精细的食物，食物纤维摄入太少或是饮水不足，这样的饮食不调也容易引发便秘。此外，在孕期腹部隆起，运动不方便，所以运动量减少，并且不断增大的子宫压迫将进入肠道，以上原因可能会导致孕妇排便不畅。

对于准妈妈和胎儿来讲，便秘有很大的危害。首先，粪便堆积毒素一直排不出去，可能会产生毒血症，有可能造成胎儿畸形。近来有临床研究显示，孕期便秘的孕妇患上乳腺癌的概率远高于不便秘的孕妇。

在孕晚期，很多准妈妈一连四五天都无法排便，腹痛腹胀不仅让准妈妈身体不舒服，而且情绪也会紧张。在腹部堆积的粪便会影响胎儿的发育，并且在分娩的时候，肠道的粪便会给分娩造成困难。

【保健重点】

预防便秘主要也从生活习惯和饮食调理两方面来改进，午间小憩或是晚上睡觉的时候，可以用枕头把脚部垫着，高于床铺约30厘米。由于排便的时候会给腹部造成压力，所以在日常生活中，通过少咳嗽和减少蹲厕所时间来减少压力。洗澡水的温度一定要适宜，不宜太热或太冷。

饮食调理一定要注意，少吃一些精细食物，多吃粗粮和果蔬，不要吃高热量高脂肪的食物，少吃甜食和零食。多喝水，让肠道润滑利于排便。

12 进行胎心监护

【大夫提醒】

准妈妈在妊娠期间一定要做好胎心监护的工作，胎心监护是监测评估胎儿状况的重要手段之一，透过准妈妈的腹壁来清晰详细地记录宝宝的心率，以心率数据来推断胎儿是否缺氧或是心脏功能是否正常，所以一定要定时按照规定做胎心监护。

当孕期满 12 周的时候准妈妈就可以自行监护胎心，测定胎儿的储备水平。尤其是在孕晚期，这个时候准妈妈对氧气的需求持续走高，而胎儿也在不断长大，子宫内的空间有时不足以满足胎儿生长，所以胎儿可能缺氧，胎心监护此刻显得尤为重要，因为胎儿缺氧，胎心就会变慢。有时候，若是孕妇不慎服用药物，也可能导致胎儿心率减弱，如若胎儿长期心率节奏慢，就要去检查一下胎儿是否有先天性心脏病。

在即将分娩的时候，每一次宫缩，就多一分胎儿缺氧的风险，所以分娩前也一定要做胎心监护，为的是早些发现胎儿缺氧的情况，即使用改变胎儿体位的方式，降低宝宝的死亡率。

【保健重点】

如果是高龄产妇或是存在妊娠并发症的准妈妈，则会提前大约一个月开始胎心监护。检查的时候，先遵循医嘱确定好听胎心的位置，然后使用仪器听胎心，现在市面上最流行的胎心监护工具有听诊器、胎心仪和胎语仪，听诊器一般人听不出声音，比较推荐的是胎心仪和胎语仪，早中晚一天听三次就可以了。

13 进行孕期口腔护理要点

【大夫提醒】

很多准妈妈在怀孕期间，由于听信老人的偏方，认为怀孕期间应当尽量不刷牙，可能引起牙龈出血等不良反应，所以不刷牙，结果反而患上了牙龈炎。如果准妈妈有口腔炎症，细菌可能借由血液进入胎盘，影响胎儿健康导致早产。

口腔内的环境温暖湿润，是理想的细菌培养皿，不少细菌侵入口腔的伤口，然后进入血液循环系统，抵达心脏部位，极有可能引发心脏疾病。根据国外的临床试验证明，很多早产儿和母亲怀孕期间的口腔炎症细菌有关系，所以千万不要听信什么偏方，也不要因为孕早期刷牙容易带来恶心、呕吐，早晚坚持用软毛刷牙，口腔清洁也是安胎的一个重要举措，如果孕前口腔已经有些问题，应当把病治好后再准备怀孕。

【保健重点】

做好孕期口腔保健，首先最主要也是最基本的就是每天刷牙两次，也可以选用氟化清洁液，没有办法刷牙的时候，可以用木糖醇口香糖来清洁牙齿，这种口香糖不会引起蛀牙，而且可以有效抑制细菌。再来就是一定要定期去做口腔检查，营养一定要摄入全面，维生素和微量元素都十分重要。

保持口气清新，可以多喝水多漱口，饭后饮用一些清火的饮料，比如茶水和果汁，都能除去口中的异味。每天刷牙的时候，可以顺便用牙刷清洁舌苔，清除食物残渣，清新口气。

定期去医院检查，当支气管或是鼻腔发生感染的时候，都有可能伴随着口臭。

14 开始呵护好乳房

【大夫提醒】

在准备怀孕前，必须要进行孕检，而检查乳腺也是一项重要检查。子宫内精子和卵子结合的时候，乳房开始越来越敏感，开始产生变化，慢慢改变到产后，就可以制造乳汁并输送乳汁。早孕反应除了恶心、呕吐、嗜睡之外，也包括感受到乳房肿胀和疼痛，这也是怀孕的一个现象。

每个乳房都约 20 个乳腺，乳头就是所有乳腺的开口。乳腺由腺泡和导管乳汁分泌器官共同组成，腺泡和导管用于运输乳汁，但仍然有很多的脂肪和结缔组织存在于乳房。在外部的乳头表面并不平滑，很容易藏污纳垢，危害乳房健康。

【保健重点】

首先第一步，就是要选用适合自己乳房的乳罩内衣，绝对不能是过紧的内衣，不仅让自己呼吸困难，而且会在自己皮肤上留下印记，过紧的文胸会危机乳房，严重的会增加准妈妈患上乳腺癌的概率，要选用舒适的纯棉文胸。

在孕中期体内孕激素的增长，促使乳腺细胞生长，乳房这一块儿聚集了越来越多的血液，所以乳头会变得敏感，乳晕颜色会变黑而且面积也增大。孕中期的第 20 周左右，要积极配合乳腺科医生进行检查，如果有额外的疼痛，一定要配合医生治疗。

而在孕晚期，乳房已经为哺乳做好了准备，可以经常进行乳房按摩，如果乳头凹陷，可以佩戴乳头矫正器，但是切忌用手指捏下陷的乳头。

15 开始着力预防和减少妊娠纹

【大夫提醒】

怀孕期间产生的荷尔蒙以及腹部隆起后皮肤的纤维损伤，导致腹部皮肤局部变得很薄很细，从而出现很多粉红色的波浪形皱纹。生完孩子之后，这些纹路会越来越淡，然后留下白色的瘢痕纹，这就是妊娠纹。实际上，妊娠纹不仅会出现在腹部，大腿内外、臀部和手臂粗都可能有，妊娠纹不会随时间流逝而消失，而且通常还会有皮肤松弛、脂肪堆积，难看的妊娠纹会让女性受损，妊娠纹在绝大多数第一次怀孕的女性身上都会出现。

【保健重点】

可以每天在腹部有纹路的地方涂上美霜，在洗完澡后涂上橄榄油或是别的护肤油，保持皮肤弹性，并且涂上之后持续按摩。现在很流行的是预防妊娠纹啫喱膏，但是这些啫喱膏要注意使用时间，最好是在妊娠纹还没有出现的时候就用上，只要多用几次，绝大部分可以预防妊娠纹，如果已经有了妊娠纹，那么这样的预防啫喱最多只能淡化瘢痕。

妈妈们要多吃富含蛋白质的食物，不要吃油腻和太甜的食品，要有良好的生活习惯，不抽烟、不喝酒，保证每天的睡眠时间，有了良好的睡眠才能有轻松的精神状态，不紧绷的神经是消除黄褐斑的利器之一。

某些医院宣扬的手术除妊娠纹，在此不做推荐，风险大而且反弹率极高，甚至有可能影响妈妈的代谢功能。

第四节：
17—20 周产检要点母体和胎儿变化

1 常规检查

【大夫提醒】

如果孕妈妈忽视了产检就会出现很多问题，这往往会对母体和孩子造成很大的危害。因此，医生建议孕妈妈应定时进行产检。

所有的父母都希望可以生育一个身体健康，聪明活泼的小宝贝，孕前做好检查就是优生优育的基本保障，这不仅是对家庭负责，也是对宝宝的未来负责，检查后根据结果接受专业人士的指导，医生会根据检查结果制定相应的解决方案，消除误区。这样对于宝宝而言都是健康的保障。

【保健重点】

17—20 周产检需要检查体重、血压、胎心音等项目，每一个项目也都有一定的要求。准妈妈在 3 个月之后就会明显出现体重增加的现象，约每周 0.5 千克。在血压方面，正常的血压的值不应超过 130/90mmHg，否则准妈妈就是高血压的症状。正常的胎儿心跳动为每分钟 120—160 次。如果胎心率在异常频率的同时并伴有节律不规则，则表示胎儿缺氧情况严重。

2 常规项目检查

【大夫提醒】

在生活中，经常有很多孕妈妈在 17—20 周时不进行产检，不关注母体和胎儿的变化，他们认为没有必要。觉得这样常规项目检查浪费时间也浪费钱，其实这样是因为孕妈妈对其缺乏了解。

如果孕妈妈忽视 17—20 周产检的话，胎儿出现问题就不能及时发现，也就不能及时得到相应的治疗。

孕期检查的内容主要有以下几项：尿样，体重，胎心胎动，腹围，宫高，还有 B 超，孕期检查可以检测到胎儿的发育情况，也可以在孕期排除胎儿的遗传疾病，利于胎儿的健康发育。

【保健重点】

从第二次产检开始就需要施行羊膜穿刺，需要的检查除了一些基本的检查项目之外，还要问诊宝宝的基本情况以及听诊宝宝的胎心音等。一般是从 4—5 个月开始羊膜穿刺，其中主要是看胎儿的染色体的情况和准妈妈体重的增加，体重以每周增加 500 克内为最佳。

3 测量血压

【大夫提醒】

在生活中，许多孕妈妈都对产检比较轻视，并没有给予太多的关注，不了解母体与胎儿的发展变化。觉得孩子自身就能够发育好，特别是血压，它的高低孕妈妈很难知道，因此一般都会就让它顺其自然。

测量孕妇的血压可以检测出是否患上妊娠高血压。一般情况下，出现妊娠高血压的时间越早，就更容易造成严重的并发症，而且会影响胎儿的正常发育，甚至会令胎儿死亡。因此，在做检查时注意测量血压，可以随时检测发现血压的异常，对孕妇的身体保健有很大的好处。

【保健重点】

需要注意的是，测血压时上臂不要被紧小的衣袖勒住，手掌朝向上方，不要握拳，否则会造成测量值的误差。手臂的高度应与心脏的高度差不多保持水平，测量时要安定，活动之后需要休息 20 分钟左右再测量。每次量血压不能只量一次，以免造成失误，需要测量连续 2 次并取平均值为准。

4 水肿检查

【大夫提醒】

在生活中，经常会有孕妈妈忽视掉水肿检查这个问题，并没有给予过多的关注，认为这是没有必要的。可是后果却很严重。

水肿可分为局部性水肿和全身性水肿，孕妇的水肿多半是局限性，表现在四肢较多，平时要特别注意进行按摩，可以减轻孕妇的负担。孕期基本上会出现身体浮肿的症状，很多人都认为这是正常的生理现象，岂知照顾不当所引发的后果是多么严重，胎儿的健康有可能会受到影响。

【保健重点】

水肿的程度表示病情的严重程度，但这并不能进行明确的诊断。生理性的水肿对人体并没有太大的危害，相反有些水肿在体表的表现可能十分明显，应用利尿剂后就会立刻消肿，可这只是治标，原发疾病并没有得到治愈。

5 尿蛋白检查

【大夫提醒】

准妈妈在怀孕 20 周以后，一般要求是每隔两周去医院进行一次检查。尿蛋白异常，血压升高，严重水肿，同时伴有两种或两种以上，即为妊娠高血压综合征。妊娠高血压综合征是妊娠期容易发生的并发症，它不仅影响孕妇和胎儿的身体健康，甚至会危及生命，这也是导致胎死宫中的原因之一。因此，医生建议准妈妈们要进行尿蛋白检查。

【保健重点】

检查的方法有三种，其中磺硫酸法和加热醋酸法是根据混浊度反应的，检验结果以混浊或沉淀为阳性，反之为阴性。两种方法的比较上磺硫酸法操作简便，可用于普查，但其影响因素较多，容易造成误差。而加热醋酸影响因素少，准确性高，更适合于单个精确的检查。

6 血红蛋白检查

【大夫提醒】

在妊娠期，孕妇会因为一些生理原因，例如不思茶饭、持续呕吐等症状，使得体内的维生素、铁、叶酸等营养物质供给不足，出现血红蛋白偏低，即贫血现象。这种情况在准妈妈身上较为常见，因此又称为妊娠贫血。妊娠贫血，如果不能得到及时的治疗，可能会直接影响到胎儿的发育，严重者甚至会导致婴儿缺氧性死亡。

【保健重点】

孕妇的血红蛋白检查，即通过血常规检查，及早发现血液中的不安定分子，解除危险。一经确认，患有妊娠贫血，也无需过于焦急。准妈妈们可以通过两种方法治愈。一是在医生的指导下，合理用药。通常在服药后，情况很快便得到好转。二是通过食疗进补。在食物中含有丰富的营养物质，在日常生活中，只要孕妇稍稍留心，多食用含有铁元素的食物，如猪肝等贫血现象即可得到改善。

7 准妈妈的特殊检查

【大夫提醒】

十月怀胎，一朝分娩。每位准妈妈在经历了各种艰辛之后，都更加期待着有一个完美宝宝的诞生。如今，在现代科技的帮助下，妈妈们的这些愿望都不再是难题。但是，有些准妈妈们却会有一些其他的担心，比如说，孕妈妈有着家族病史等疾病，那么，她们的后代——胎儿们出生患病的概率将会大大增加。那么，这些妈妈又该怎么做呢？

特殊检查，即在产妇常规检查之外的有针对性的检查。主要包括超声波扫描、血液生化测定、羊膜穿刺等项目，在这些现代科技的帮助下，将有效地减少先天性不足孩子的出生。

医生建议，高龄产妇、从事的工作有危害性气体、有着家族病史、遗传病史等，准妈妈们都需要做特殊检查，确保无误。

【保健重点】

超声波检查是用高频声波穿过母亲腹部，检查胎儿，这种检查方法对孩子和妈妈都是安全无害的，也能直接有效地排除先天疾病。血液生化测定则是需要检查血液。羊膜穿刺主要是针对有遗传病史的家庭。

为了孩子的健康，准妈妈们要了解自己及家人的身体状况，定期去医院检查，积极配合医生，必要时接受特殊检查。

8B 超筛查畸形

【大夫提醒】

很多时候，有些准爸妈们受到传统观念的影响，对 B 超不甚了解，仅仅运用 B 超观察孩子的性别等，其实，B 超的作用远远不止如此，通过 B 超筛查畸形，观察胎儿，将有效排除先天不足的可能。

由于超声波的影响，在孕期，准妈妈们也不可滥用 B 超，可能致婴儿畸形。医生提示：准妈妈怀孕后，在不同阶段需要接受不同检查，在孕后期，主要是 B 超筛查畸形，妈妈不可掉以轻心。

【保健重点】

一般来说，医院在对孕妇进行 B 超检查时会提前告知检查可能会带来的影响，如出现听力问题等。在检查时，妈妈们可以很直接明了地看到胎儿的发育状况，同时也可以得知胎盘是否健康，更有趣的是可以看到小宝宝在妈妈肚子里的活动。

妈妈们，B 超作用大大的。定期接受检查，为孩子的健康保驾护航，筛查畸形，切不可运用到不恰当的地方。

9 了解母婴保健与重点关注

【大夫提醒】

到了孕中期，渐渐有了些许"孕味"的准妈妈们，此时重点应该关注的是什么，母婴保健的关键是什么，这些问题都是值得准妈妈去了解和掌握的。

孕中期，妈妈们怀孕最初的不适感已经逐渐消退，适应了身体变化。此时，也是妈妈们最容易掉以轻心的阶段。殊不知，这个阶段，胎儿成长发育最明显，母婴保健很重要。

孕中期的母婴保健直接关系到胎儿的身体发育状况，孕妇们要极为关注。

【保健重点】

一、婴儿对营养的来源直接来自于母体，所以妈妈要特别注意营养的补充。荤素搭配，饮食合理安排，保障维生素、蛋白质及钙的摄入。二、做事要小心，凡事量力而行，不可剧烈运动。三、注意个人卫生，经常用温水擦身，对于敏感部位尤为注意。四、保障充足的睡眠，保持充足的体力。五、保持自己身心愉快，不可因为外界因素的刺激，引起自己心情的强烈变化，干扰婴儿生长环境的平稳。

10 弄懂孕 5 月母婴保健要点

【大夫提醒】

艰难的十月怀胎，不知不觉已经走过了最初的 5 个月。准妈妈自然而然地习惯了怀孕以来的各种变化，在这个时间里，很多准妈妈都会因为胎象平稳，终于松了一口气的同时，也忽视了定期检查的重要性。

虽然孕中期时自己身体各部已经比较稳定，但是这并不意味着万无一失。胎儿一天天长大，孕妇的心脏等其他重要器官负担会加重，最危险的就是患上妊娠综合征，妈妈们应注意。

【保健重点】

一、体重测量。这时候，孕妇体重增长 2—5 千克，不要暴饮暴食，学会控制体重，合理饮食。二、补充营养。及时补充维生素、矿物质及含钙物质，帮助胎儿身体生长。三、注意口腔健康。孕期，妈妈容易出现牙龈出血等问题，要注意个人卫生，常吃果蔬等。四、了解自己身体变化。当阴道出血、白带异常等情况出现则需要治疗，小心阴道炎症的发生。五、保持身心愉快，着装应该以宽松合适为宜。

妈妈们，保护自己和孩子，从小事做起吧。

11 学会感受并关注胎动

【大夫提醒】

孕中期，妈妈肚子里的小生命已经初具人形，能够在子宫内自由活动，因此，妈妈们也能够感受到胎儿的存在，这就是所谓的胎动。生活中，有很多妈妈会有疑问，为什么有的时候胎动会比较频繁，有时候则会很安静? 正常的胎动是怎样? 应该怎样正确地去数胎动次数?

孕妇妊娠 28 周后可以定期每天数胎动，一般来说，在胎儿运动三个时期测量，如果该值大于 30，则说明胎儿发育正常，反之，则有可能是由于胎儿较为安静或者出现异常，需要继续观察后求诊。

【保健重点】

准妈妈们，要学会感受并关注胎动。为了尽量测量出准确的胎动数值，妈妈们最好每天在固定的时间里数胎动。轻轻地拍拍腹部，唤醒婴儿，仔细地数着胎动的次数。在感受到胎动后，要密切关注每天胎动的变化情况，如果胎动消失 12 个小时，或者是胎动异常减少，则极可能是婴儿出现异常，需要立即去医院求诊，以免失去治疗的最好时机。

12 注意异常胎动信号

【大夫提醒】

胎儿是父母生命的延续，而胎动是胎儿生命存在的一个重要的标志。母亲们可以通过对胎动的观察，了解胎儿的生长情况，一般情况下，在孕中期，敏感的初孕者就可以感受到微弱的胎动，且胎动随着时间增长，越发明显。在怀孕 28 周后，妈妈们就可以自己计算胎动。正常的胎动是以每 12 小时胎动次数大于 30 次为正常，胎动次数小于 10 次则为异常，需要准妈妈耐心的多观察几天，异常现象持续多天，说明胎儿可能出现宫内缺氧，应该及时求诊。同时，在一段时间内，超过正常数的胎动频繁，并且使持续的活动，表明胎儿躁动不安，是胎儿宫内缺氧的典型表现。

【保健重点】

异常的胎动，是孩子生命特征的一个重要信号。准妈妈们千万要留心观察胎动。每天定时定点的自测胎动，保持良好的生活规律，不急不躁。一旦出现异常的胎动现象，不要自乱阵脚，及时去医院咨询，确定病因，配合治疗。

13 通过调理排除水肿

【大夫提醒】

生活中，有很多准妈妈在怀孕后期，出现握拳不紧、按压小腿时有凹陷，坑洞，且不能立即恢复，这就是准妈妈常见的孕妇水肿。

孕妇水肿，是由于在孕中后期，孕妇子宫变大，压迫到下肢的血液流通，出现回血不畅引起水肿。每位准妈妈都会出现水肿情况，但是情况因人而异，或轻或重，这是身体超负荷的表现，应该引起注意。

在孕中后期，准妈妈不可过于劳累，可以通过调理排除水肿。

【保健重点】

了解到水肿的原因后，妈妈们可以根据自己的情况，适当的调整自己的生活习惯，排除水肿。例如，孕妇必须保证充足的睡眠，不要让自己处于长期的压力和疲劳的情况；不要长时间保持一个状态，如久站久坐，要适当地运动、工作和休息；切不可穿着不合适的衣服和鞋子，选择宽松合适的即可，避免压迫到血管，阻碍血液回流；最为重要的是，每天摄入充足的果蔬及蛋白质等微量元素。贫血、营养不良也是导致水肿的一个重要原因，所以保证足够的营养，少食用盐类食物。

因此，妈妈们只要合理地安排，注意生活的细节即可排除水肿。

14 针对水肿进行饮食调理

【大夫提醒】

孕期饮食，尤为重要。各种禁忌，使得本来就口味挑剔的准妈妈，更添许多的不满。但是，进行合理的饮食调养，即可解除水肿的痛苦，何乐而不为呢？

水肿不严重的孕妇，可以通过食疗，排除水肿，减轻痛苦。如若严重水肿，则需要去医院观察治疗。

【保健重点】

一、从食物中获得维生素和微量元素，这些可以加强身体的新陈代谢，排除体内废物，消除水肿。二、补充钙类元素，强健骨骼，增强骨骼强度，帮助婴儿骨骼发育。还有，妈妈要注意，要控制水分的输入，水肿严重的孕妇，不可饮用过多水；少食或不食用不易消化的物质等。

注意到这些基本的饮食原则之后，妈妈们可以放心大胆地品尝各种美味了，有时候也可以参照菜谱，犒赏自己。饮食调理水肿，不仅简单有效，而且味蕾还能享受多种美味，多么幸福的事情啊。

第五节：
21—24 周产检要点

1 常规检查

【大夫提醒】

在生活中，经常有许多孕妈妈在 21—24 周期间对常规检查很轻视，她们总是认为常规检查并没有太多的必要。觉得宝宝自己能发育得很好，不会出现任何问题。

如果孕妈妈忽视 21—24 周的检查的话，有可能胎宝宝出现了问题，不能及时发现问题，迅速地对发现的问题进行治疗。怀孕 21—24 周，要进行妊娠糖尿病筛查。首先要抽取血液样本进行耐糖实验，检查时孕妈妈不需要禁食。

【保健重点】

怀孕 21—24 周是妊娠的中后期，要检查胎儿是否有畸形。每次都需检查体重、血压，以及血常规和尿常规。还有就是要控制血糖，最好通过饮食来调节，因为服药对胎儿的伤害是极大的，可能会导致畸形。

2 常规项目检查

【大夫提醒】

许多孕妈妈自以为身体健康就不去做检查，哪知有些隐患埋藏得深，一旦疾病发生，可能已经晚了，所以孕期的检查不容忽视。特别是在怀孕 21—24 周后，她们认为已经怀孕了这么长时间，宝宝也不会有多大问题了，就不去进行常规的检查，可是正是因为这样的马虎往往会给宝宝带来意想不到的伤害。

怀孕 21—24 周需要进行的检查除了之前的体重、血压、尿常规检查，血常规检查之外，还要进行宫高、腹围的测量还有胎心音的听诊。现在的准妈妈一般营养充足，很容易体重过度增加，所以要特别注意。

【保健重点】

除了在医院进行的检查，在家中的一些照顾也是很重要的，特别是饮食，所以孕妇要养成良好的生活习惯。感冒时要多喝热水，少吹风，多休息，吃东西应该清淡，诸如此类。注意要控制糖的摄入量，注意能量平衡。否则会引发妊娠糖尿病。

3 血压测量

【大夫提醒】

在生活中，经常会有许多孕妈妈在进行检查时，认为对血压的测量是没有必要的。觉得测不测血压对宝宝都不会有什么影响。为什么会出现这样的情况呢？主要是因为孕妈妈对血压的测量的重要性还不够了解造成的。

在怀孕 21—24 周时，低血压会让孕妇觉得胸闷，而且对宝宝发育也不好，孩子容易缺氧贫血，要尽量多吃补血的食物补补。如果血压过高会引起妊娠高血压，如果再加上尿蛋白的话，就可能出现更加严重的情况，即先兆子痫。所以准妈妈要随时监测血压的情况，以免造成危险的后果。

【保健重点】

测量血压前不能够剧烈的运动，如果有运动则需要休息 15—30 分钟待平静之后再测量。手臂的位置与心脏同一水平，否则会造成误差。卷袖，露臂，注意衣袖不要过紧，否则会压迫到血管。手掌向上，肘部伸直。一般是测量两次取平均值，以免发生误差。孕妈妈按照这样做，有利于血压的正常检查。

4 血红蛋白检查

【大夫提醒】

在生活中，有许多孕妈妈并不了解血红蛋白检查是什么，认为检查这些有什么用，而往往忽视了这项检查，并没有给予过多的注意。她们甚至不了解血红蛋白是什么？如何进行血红蛋白检查？对这些方面，好多孕妈妈缺乏常识性了解，最后带来很严重的后果。

如果孕妈妈们忽视血红蛋白这项检查的话，可能宝宝出现问题都无从得知，导致对宝宝造成永远都无法弥补的伤害。

血红蛋白是负责运载氧的一种蛋白质，使血液呈红色，在机体的内呼吸中起着重要的作用。所以孕妈妈们在怀孕21—24周时，一定要进行血红蛋白检查。

【保健重点】

血红蛋白的检查方法一般都采用比色法，通过透过的光线可以间接看出溶液的溶度。可想而知，透过光线越少，溶度越高，反之则低。

5 准妈妈的特殊检查

【大夫提醒】

在生活中，许多孕妈妈都不知道自己已经做了常规检查为什么还要做一些特殊检查。

对于高龄产妇而言，进行一些特殊检查是不可少的。其中一项就是要进行绒毛及羊水检查，一般在怀孕3个月左右进行，也可在怀孕4个月进行检查，这样的检测方式需要在麻痹状态下，取羊水，并且收集胚胎脱落细胞。

【保健重点】

病毒性肝炎有多种，分为甲型、乙型、丙型、丁型等，其中以乙型肝炎的发病率最高。在妊娠早期，易发生急性重症肝炎，严重会危及生命。唐氏综合征筛查，可以检查出畸形的胎儿，有利于优生。另外，还有浮肿检查，浮肿虽然不属于一种病症，可能是生理性浮肿，但如果浮肿严重，发展为病理学浮肿，就要进行利尿治疗。艾滋病检查，艾滋病病毒可通过胎盘由母体传给胎儿，所以要特别注意。当然除了这些，准妈妈还有很多的特殊检查项目。

6 B超检查羊水量

【大夫提醒】

如果孕妈妈们忽视掉用 B 超检查羊水量的话，将会造成很严重的后果。孕妈妈们用 B 超进行羊水量检查是和宝宝有联系的，如果不进行检查，可能会对宝宝造成危害。

羊水是胎儿赖以生存的空间，如果羊水出现了问题就会严重影响到胎儿的正常发育，首先是羊水量的问题，过多或过少都可能使胎儿异常，甚至危及胎儿的生命安全。所以，检查时对羊水的检测是十分重要的。

【保健重点】

一般羊水检查都会将不同时间点的羊水量进行比较，除了羊水量之外，还有羊水的敏感性、特异性，通过这些数据来进行正确的诊断。另外，B 超羊水检测的时间应改至少每 4 天 1 次。

7 弄懂孕 6 月母婴保健要点

【大夫提醒】

在生活中，经常会有孕妈妈不懂孕 6 月的母婴保健重点，往往会盲目听取他人的建议，然后就胡乱的采取措施。因此，医生建议如果孕妈妈们弄不懂 6 月母婴保健重点可以向有关人士咨询。

怀孕 21—24 周时，孕妇的体重会明显增加，呈现出孕妇姿势。孕妇和胎儿所需要的营养猛增，加上孕妇体内能量及蛋白质代谢加快，这就要求特别注意母婴保健，保持充足的营养，以保证身体的需求，但也注意不可营养过剩。

【保健重点】

妊娠 6 月，铁的摄取量不可少，进行母婴保健，可多吃富含铁的物质，如牛奶、肉类、大叶青菜、水果等。可吃花生米炒芹菜、韭菜炒鸡蛋、莲子桂圆汤、鸡蛋蒜苗面、宫保鸡丁、黄瓜木耳汤、油酥饼。铁是一种矿物质，它能够生成血红蛋白，而血红蛋白作为机体氧的载体具有重要的作用，更加表明人体需要摄取铁。而对于准妈妈来说，对于铁的补充就更加重要，否则容易发生缺铁性贫血等症状。准妈妈对于铁的摄取可以从饮食等多方面进行。

8 防治缺铁性贫血

【大夫提醒】

在生活中，有许多孕妈妈对缺铁性贫血这个问题没有给予过多的重视，觉得缺铁性贫血不会造成什么很大的问题，因此就没有在意。

妊娠期妇女是很容易患上缺铁性贫血的，这是由于在怀孕期间，身体对各种矿物质的需求量较平时明显增加。一般来说，胎儿生长发育需要的铁约为 350 毫克，而母体所需要的铁含量就更多。胎儿的营养都来自于母亲，如果孕妇储铁不足，会影响胎儿对铁的摄取。会引起胎儿发育迟缓，严重会导致流产、早产。所以适量的补充铁元素是十分重要的。孕妇的营养补充主要来源于合理的孕期膳食结构，平时饮食中多加注意是十分必要的。

【保健重点】

食补是补铁最好的方法，妊娠期妇女应该多吃一些铁元素丰富的食物，黑豆、木耳、红枣、紫菜等都是不错的选择。用木耳、黑豆炖鸡都是很补的。还有动物的血和肝脏，可能有的妈妈怕宝宝受到寄生虫或者细菌感染而不吃，其实是不对的，动物的肝脏含铁是极为丰富的，还含有其他的微量元素，如锌、碘等，能有效促进身体对铁质的吸收。蔬菜中也富含铁元素，菠菜内含有丰富的铁质，是很好的补铁蔬菜。

9 及时进行羊水监测

【大夫提醒】

羊水就是胎儿在子宫中环绕全身上下的无色透明液体。在妊娠期这几个月当中，它是贯穿胎儿成长发育不可或缺的东西。羊水的绝大部分成分是水，只有大约 2% 是无机盐和有机物和从子宫壁上脱落的一些物质。若是妈妈腹部受到撞击，羊水可以保护宝宝免受一部分冲击，并且羊水进入胎儿新陈代谢的环节中，还可以保护妈妈，当胎儿转身或是动的时候，准妈妈们不会感到太不舒服。

在孕期，准妈妈不仅要听胎心，更要检测自己的羊水。羊水过多过少都存在问题，羊水过多，准妈妈腹部不舒适，肚子比一般的孕妇要大很多，而且听胎儿的胎心感觉很微弱，很难感受到胎动，有时候腹部会出现水肿，可能存在胎儿畸形、母亲有妊娠并发症等情况。而羊水过少，妈妈们的腹部变得异常敏感，时常出现宫缩，肚子比一般的孕妇都要小，可能是由于胎儿发育不良、胎儿过小、过期妊娠等，在分娩的时候也造成难度。

【保健重点】

通过 B 超就可以知晓羊水量多少，检测羊水量可以为胎儿发育创造一个更良好的环境。但在某些特定的情形下，需要孕妇做羊水穿刺检查，例如准妈妈或准爸爸中的一方有家族遗传病史，或是有染色体异常的历史，包括很多年龄超过 35 岁的高龄产妇，他们所生宝宝患有遗传病概率大增，又或是在各项检查中发现了不对劲的地方，都会建议做羊水诊断。

10 防治孕妇尿道感染

【大夫提醒】

女性的身体特征决定了她们感染尿路感染的概率是男性的十多倍，而在怀孕期间准妈妈的身体改变和生理特点让更让自己尿道感染的概率变大了。

处在孕期，准妈妈分泌出孕激素，雌激素也大量分泌，所以尿道的酸碱度大不如从前平衡，同时在妊娠期，尿液中的葡萄糖等营养物质成分上升，使尿道成了滋生细菌的温床。孕激素使尿道更平滑，孕晚期，大大的子宫会压迫膀胱和输尿道，排尿不畅和排尿不彻底成了常事，这也成了尿路感染的一大原因。

尿路感染，轻者准妈妈排尿不适、尿频、尿急，如果感染严重的话，可能患上急性肾盂肾炎，伴有高热腰痛等不良反应。而对于胎儿，准妈妈的尿道感染可能造成胎儿早产或是死胎。而且妊娠期尿路感染即便妊娠期结束也会给母亲造成困扰，母亲会因此肾功能衰竭。

【保健重点】

尿道感染不是一种疾病，并且可以得到非常好的预防。准妈妈要多喝水，因为喝水多、尿液多，这样尿液可以冲刷尿道带走部分细菌，从一定程度上清洁尿道。要做好个人清洁卫生，排尿过后要清洁外阴，用卫生纸或是毛巾擦拭。每天都要坚持换内裤，内裤需要用纯棉质地的，洗过后用开水烫消毒，然后在太阳下晒晒。要尽量穿宽松的裤子，裆部太紧容易让细菌更容易进入尿道。

在饮食方面，要多吃清淡的食物，多吃止渴生津、清热解毒的食物，用绿豆、莲子煮汤喝，不仅增强免疫力还可以保胎。

11 孕中期适度进行性生活

【大夫提醒】

适度的性生活其实是可以锻炼到胎儿的，胎儿在子宫的生命过程中，子宫和胎盘可为胎儿提供保护，裹在羊水中也十分有效地减少了外部冲击，所以适度性生活不会对胎儿形成威胁。在妊娠期当中，宫颈都是处于完全封闭的状态，所以基本不会导致宫颈感染，而性高潮不会引发早产，但是多胎妊娠，如果进行性生活还有一点儿冒险。

妊娠末期，性交会促进准妈妈身体分泌催产素，它帮助分娩。并且适度性交可以为准妈妈的生殖器官充血，这样更多的营养与血液可以补充给胎儿。

怀孕期间，由于准妈妈身体不方便而且又有早产等诸多顾虑，很多夫妇不愿意在这段时间性生活，但是夫妻之间要好好交流。在怀孕中期，准妈妈的腹部略微隆起，最适合的性爱姿势是侧卧，或是后进式，如果有需要可以用枕头来让性生活更顺利。

【保健重点】

孕期性生活还是有些方面要注意，准爸爸如果有性病，那么不得进行性生活，否则会传染给胎儿。准妈妈如果在妊娠期患上妊娠并发症或是生殖系统感染也需要禁止性生活。如果发现准妈妈有阴道流血，或是有不明液体留出，应即刻终止性生活并马上就医。在性生活之前，夫妻都要清洗各自下体，手也要洗干净，以免交叉感染，性生活也要节制，不能太激烈。

12 开始进行适合的孕妇运动

【大夫提醒】

一般来说，一家一胎，所以在怀孕期间准妈妈就成了"国宝"，什么事儿也不让做，但是这是不对的，准妈妈适当做些家务或是运动对自身和胎儿都是有益无害的。

准妈妈适当地运动可以促进消化，消化功能变强，准妈妈给胎儿提供的营养也会变多，分娩的时候也会更轻松，产后恢复身材也不那么吃力。准妈妈合理的运动，可以加强血液循环，血液的含氧量增大，能减少身体的不适，相信这样心情也会好起来。

孕中期和孕晚期是胎儿器官发育的时期，运动可以刺激宝宝脑部和感官器官的发育，胎儿的呼吸系统也会成长得更好。

适当的运动对于新陈代谢也有好处，提高准妈妈的抗病能力，而且人体所需某些维生素是需要紫外线来合成的，在户外晒晒太阳有利于营养吸收。

【保健重点】

准妈妈们知道了要做运动，但是运动的选择也成了难题。其实对于孕妇，选择也多种多样。最简单的就是散步，散步可以优化人的神经系统和心、肝、肾等脏腑的功能，而且也可以锻炼腹部肌肉，准妈妈大可在每日清晨或是吃过晚饭后的休闲时光，到人流小点儿、空气质量好的地方散散步。

广播操也很适合准妈妈，但是在怀孕早期不能做跳跃运动，而在怀孕中后期，胎儿已经稳定可以做全套广播操，只要少做跳跃运动和弯腰的动作就可以了。准妈妈运动后，只需额头覆盖一点汗，就达到了最佳运动效果。

13 调理妊娠贫血

【大夫提醒】

贫血是妊娠并发症中非常常见的一项，大多数准妈妈贫血是缺铁引起的，其次是巨幼细胞性贫血，另外的病理性贫血很少见，这种多是遗传因素。营养不良、细菌或是原虫感染等都会是贫血的病因，我国妊娠并发贫血的人群非常庞大，所以即便是孕前没有贫血的女性朋友们也一定要预防妊娠贫血。

贫血虽然不是疾病，但是对准妈妈和胎儿造成的不良影响是难以想象的。症状较轻的，贫血之后会嗜睡、易疲倦，经常出现头晕眼花或是胸闷气衰等症状，如果贫血非常严重的话会心力衰竭，患上贫血性心脏病。贫血也会给孩子带来危险，贫血造成的子宫缺氧会引起子宫收缩能力衰弱，分娩时，大出血等意外的风险增大。即便顺利生产，孩子也不会很健康，很多都是低重儿、发育不良。值得一提的是，很多妊娠期贫血的准妈妈，生下来的孩子也会是先天贫血。

【保健重点】

预防妊娠期贫血首先从饮食调理开始，大多数妊娠期贫血是由于缺铁引起的，孕妇应该从更多的食物中获取铁和叶酸，维生素 B_{12} 丰富的食物也要多吃，因为这个可以促进铁的消化吸收，例如猪血、猪肝、瘦肉和海产品，菠菜和豆制品、鸡蛋也可以补铁，平常炒菜用铁制品，也可以帮助摄入铁。

在孕中后期，需要多吃高蛋白食品，多喝牛奶，每天的饮食要多样化，讲求荤素搭配，并且菜品尽量做到清淡可口，太油腻的食物也不容易被消化。

第六节:
25—28 周产检要点

1 常规检查

【大夫提醒】

在怀孕第 25 周到第 28 周的时间内,准妈妈们要准备进行第五次产检,检查的内容包括体重、血压和腹围,尿检和 B 超也是需要的,还需要医生为你测量宫高等。

孕期必须控制体重,不仅是为了分娩后身材的恢复,而且妊娠并发高血压和糖尿病的一大征兆就是体重增长。如果准妈妈在孕期患上妊娠高血压,那么一定要保持警惕,因为妊娠并发高血压意味着准妈妈成为高危孕妇,所以血压必须检查。宫高和腹围这两个数据可以非常直观地检测胎儿的成长发育状况,估计宝宝的体重和头围,防治巨大婴儿或是发育太慢。

尿检可以有效检测准妈妈肾脏功能和代谢,而 B 超检查不要做太多次,最多 5 次。额外的检查就是乙型肝炎抗原,如果有的准妈妈是乙肝病毒携带者,做了这个检查确诊后要为新生儿打疫苗。

【保健重点】

不少准妈妈在 B 超的选择上犯了难,普通的黑白 B 超变为清晰度十分高的彩超后,兼具二维成像的结构明了的特点,而且还能较为清晰地显示血液的流向。虽然医生不会强求孕妇做彩超,但是彩超比 B 超清晰,效果更好,建议还是做彩超。

在怀孕第 25 周到第 28 周的时间内,一定要时时刻刻关注血压,因为子痫的前兆就是通过血压异常表现出来的,一旦子痫没有得到及时治疗将会给孕妇和孩子带来巨大的分娩危险。

2 常规项目检查

【大夫提醒】

随着胎儿的不断发育，超声波检查对于胎儿来说越来越安全，而且成像也越来越清晰。在孕中期做 B 超，可以非常准确地看出宝宝是否存在畸形发育，而且身体器官的活动情况也能看出来，例如消化道异常、连体畸形或是脑部发育异常，都可以得到判断。

尿检至少一个月一次，子宫的增大导致泌尿系统受到压迫，排尿不畅经常导致尿道感染，定期的尿检，能检测出尿液中的蛋白、细胞等物质，从而得出准妈妈身体是否发生异常情况。

另外还有骨盆测量，有专用的仪器来测量骨盆直径等相关尺寸，医生由此可以提前给出建议，是剖腹产还是顺产。

【保健重点】

怀孕中期如果出现一些现象，需要准妈妈引起重视。如果腿脚有水肿，需要做尿检、测血压，排查是否有妊娠中毒症。有些准妈妈会感到头晕，短暂的轻微的可以不用紧张，但是长期头痛直到怀孕第五个月依然如此，那么一定要量血压，可能是妊娠并发高血压。怀孕中期，最应当警觉的是腹痛，如果腹痛伴有恶心、四肢冰冷等，难以感受到胎动，此时必须马上到医院治疗。

3 血压测量

【大夫提醒】

准妈妈测量血压是产检中的常规检查，虽然看起来简单，但是不可或缺，如果血压值很高，并且读数持续处于高水平，再加上尿检数据显示是尿蛋白的话，那么这就是先兆子痫，所以孕中期定期检查血压对胎儿和自身生命安全非常关键。

在妊娠中期，血压有时候会下降，由于孕中期大量分泌出的孕酮使血管壁松弛，血压降低会出现类似低血压的症状，比如走路会感到头晕，此时无需开药治疗，到了孕晚期，这些都会自动恢复。有些准妈妈怀孕之前就有高血压，一定要及时和医生沟通，他会帮助你用药物在妊娠期控制好血压，而这些药都是安全药，不会对你和孩子造成损伤。

血压测量得出的数据是收缩压／舒张压，健康的准妈妈血压是 110/70—120/80，如果血压高出正常值 3 次或 3 次以上，而孕前没有高血压的话，需要做先兆子痫的深入检查。

【保健重点】

孕妇千万不要将自己的血压数据和别的妈妈作比较，因为血压值的正常与否是因人而异的。同时准妈妈们不要因为一次检查数据颇高而顾虑重重，导致血压高的原因非常多，且一次血压值高不能说明问题，也许只是近期情绪紧张或是走路太快造成的，如果血压值因为这些事升高，准妈妈要休息一会儿，然后再去测量。

如果医生判定血压偏高，也千万不要惊慌，好好休息就是最好的降压方法。而且只要进入到孕中期，每隔一段时间都要测量血压不能错过。持续血压高，一定要配合医生住一段时间院，这是为了自身和孩子的健康。

4 准妈妈的特殊检查

【大夫提醒】

做检查的时候，特殊检查是被列入选择性检查中，也就说不是必选检查。所以准妈妈要仔细留意观察自己的身体状况，选择是否做特殊检查。

如果在短时间内腹部胀大很夸张，超出正常水平，一定要赶快做 B 超检查，以确定是多胎妊娠、羊水过多或胎儿畸形发展中的哪种情况。

怀孕中期虽然较之孕早期，胎儿更为稳定，但是准妈妈们依然要对腹痛提高警觉，如果只是轻微短暂腹痛，注意饮食和休息即可，但是腹痛逐渐严重，并且准妈妈开始头晕、心慌或四肢冰冷，都要及时去检查是否有胎盘早剥。某些危险情况，如胎儿胎动越来越少，都要及时就医。

【保健重点】

下面来了解一下怀孕中期的特殊检查，孕中期可以进行唐氏筛查，抽取准妈妈的血清，然后参考孕妇的年龄和体重等，精确计算出胎儿患有唐氏综合征的百分比。高龄孕妇或是接触过化学物质等的危险孕妇都建议做唐氏筛查。

妊娠期并发糖尿病近来也颇常见，准妈妈还要做糖尿病筛查，简称糖筛，如果糖筛结果异常的话，还必须进一步确诊是否患有糖尿病。

经济条件允许，准妈妈可以选择彩超，彩超对胎儿的成像更准确和清晰，若是胎儿有畸形，彩超也能更快地检查出来。

5 筛查妊娠期糖尿病

【大夫提醒】

妊娠会导致准妈妈生理发生变化，有时候葡萄糖耐量也会发生异常，从而导致妊娠期并发糖尿病。妊娠糖尿病发病的概率虽然比较小，但是后果会很严重，因为妊娠并发糖尿病会带来其他并发症，例如准妈妈更容易感染其他疾病、先兆子痫概率增加、巨大婴儿等，甚至在分娩的时候风险也会上升，即便没有早产，新生儿血糖会比正常胎儿高，而且有的会有血钙症状。

同时要注意的是，一旦患上妊娠期糖尿病准妈妈是不会有身体不适的，而且它没有先兆，所以每位准妈妈都要在孕中期定时做葡萄糖筛查，这个病和自身过往病史和家族病史没有太多联系，而做糖筛也是发现妊娠并发糖尿病的唯一方式。

有些准妈妈可能存在误区，认为只有高危孕妇才需要做糖筛，其实不单是身体肥胖、生育过巨大婴儿的孕妇需要做，所有准妈妈都要做糖筛检查。

【保健重点】

糖筛的方法就是，在检查前·个小时左右服用葡萄糖，一般都是喝果汁、喝可乐，然后进行检查，虽然说糖负荷与之前吃的东西没有太大联系，但是医生多会建议准妈妈检查前几个小时不要吃任何东西保持空腹。

而在检查之后，若是呈阳性结果，并不代表准妈妈就一定患上了妊娠并发糖尿病，要做进一步的糖耐检查来确诊。

6 B超检查胎盘

【大夫提醒】

在声波检查当中有一种运用的最为广泛——B超检查，这是用无需麻醉不用手术的诊断性检查，虽然兴起没多少年但是已经成为临床科学中一种无可替代的诊断方式，孕妇做B超检查，可以观察胎儿生长发育以及对胎儿的生理活性进行检测。

理论上不推荐过早做B超，因为太早做B超看不见很多东西，B超做得太早，不是每位医生都能把图像看清楚，而且B超检查需要的是工作经验。过早做B超或是做B超检查次数过多，都会影响到胚胎发育，可能会震动到纤弱的胚胎。

做B超检查不仅检查胎儿也要检查胎盘，医学上将胎盘成熟度分级，用胎盘的成熟度来得出大致的胎儿成熟度，在B超检查胎盘的过程中，会观测绒毛膜和胎盘实质，B超是一种声波，可以测量出基底层回声变化，用以上三项的测量数据来推测胎盘成熟情况，当然同时还要考虑怀孕多久。

【保健重点】

B超检查胎盘会将胎盘成熟度分等级，如果是一级那么意味着胎盘达到了成熟，通常这种情况会出现在孕中期。二级就是完全成熟的胎盘，多半出现在孕中期的后半段时间。而三级就是已经老化的胎盘，如果胎盘老化，胎儿势必吸收不到充足营养，不仅发育不良而且容易导致窒息等意外，如果胎盘老化一定要立刻就医，最好住院观察治疗。但是胎盘老化只是少数，多半准妈妈到了临产的时候，胎盘还处在二级，这就是好兆头。

7 胎盘早剥

【大夫提醒】

所谓胎盘早剥就是在孕中期以及往后这段时间内，原本很正常的胎盘在宝宝出生之前，局部或是全部从子宫壁上脱离。胎盘早剥又分轻度和重度，轻度胎盘早剥只会阴道流血，但出血量比较多，血色为暗红色伴有腹痛，但是准妈妈贫血的特征显示不明显。若是重度胎盘早剥，会表现为持续性的腹痛，或是腰部酸痛，胎盘剥离的面积决定早剥程度，血越多，疼痛感越强烈。

胎盘早剥原因有几种，内部外部原因都有。或是腰部都到撞击，或是准妈妈受到了外伤，会是使某些血管发生破裂直至出血。或是胎膜早破，这会引起宫腔压力减少，子宫壁和胎盘之间错位，从而胎盘剥离引起出血。

【保健重点】

胎盘早剥随着病情不断加重，剥离面积加大随后会出现大出血并且很难止血，可能危及准妈妈和胎儿的生命。另外，胎盘是胎儿赖以生存的重要部位，如果胎盘早剥，会让胎儿的氧气和营养得不到有效供应，胎儿不仅会发育不良，严重的话会出现早产或是死胎。

一旦出现胎盘早剥的情况，准妈妈应当立刻住院观察治疗，要严密监测孕妇的心率、血压等生命体征，马上吸氧并且变换睡觉姿势，在护理准妈妈的过程中动作一定要轻柔。如果被确诊为重度胎盘早剥，必须及时终止妊娠，如果时机得当，需要采用剖宫产。

8 体重监测

【大夫提醒】

怀孕期间体重增加是正常的事，但孕妇体重增长的幅度必须是正常的。营养和能量是两码事，准妈妈在孕中期才需要比以往更多更充足的能量，并且也无需多出太多，比孕前多大约 10% 就可以了。新增的能量相当于一个软面包加上一个苹果。

然而准妈妈更应当注重的是摄取营养。营养必须从怀孕初期就要满足，维生素、矿物质一样都不能少，所以钙质、蛋白质、锌和维生素还有造血所需的铁，孕期吃饭不代表一定要吃多，但一定说明要吃饱。新鲜的蔬菜和水果自然不必说，粗粮、鱼肉也不能疏忽。

怀孕早期，不少准妈妈体重不增反减，这是一种常见情况，孕早期由于早孕反应，食欲不振、孕吐会让体重有所减少。而进入孕中期体重便会开始慢慢增长，很多准妈妈因为没了早孕反应，就开始大胆地吃东西，结果导致体重超标，千万不能因此而节食，这样会让胎儿无法正常发育。蔬菜、水果、肉类和奶制品正常摄取，但是要改善饮食结构，少吃高脂肪高糖量且没什么营养的食物。

【保健重点】

检测体重是否正常，有一个简单但是通用的方法，那就是 BMI 数值，把身高和体重的准确数值测量出来，用体重除以身高的平方，如果得出的数值小于 18.5，那就是偏瘦型体型，需要注意增肥，防止营养不良。如果数字在 18.5 到 23.9 之间，这就是准妈妈标准身材，注意保持即可，如果大于 23.9，就要少吃高热量食物。

9 注重留意母体和胎儿变化

【大夫提醒】

绝大部分准妈妈经历完孕早期，就不会再有恶心呕吐等反应，食欲大增、心情舒畅，但是有些准妈妈体重会轻微下降或是明显下降，这都是由于之前的早孕反应带来的变化。早孕反应逐渐消失，而腹部和乳房都有所增大，腹部增大意味着胎儿在成长，乳房增大是为了给日后的哺乳做准备。

很多准妈妈一度迫不及待地想听胎儿胎心，这里要提醒一下，孕中期大约 12 周开始才能听到胎心，只要宝宝是健康的，就可以听见清晰的胎心声音了。

怀孕早期有些准妈妈感受到膀胱被压迫了，总是频频小便，这些到了孕中期都是会好转的，随着子宫的不断增长，有些子宫会转移到腹腔别的部位，不会特别再压迫到膀胱。

【保健重点】

令人哭笑不得的是，有些准妈妈在孕中期会觉得"胎儿长得特别快"，因为腹部增大速度很快，这可能是因为自己没了早孕反应吃得太多而脂肪堆积，其实在孕中期准妈妈的体态变化没那么明显。

怀孕中期，胎儿不断发育，而且较之孕早期更加稳定，中期较后的一段时期，可以进行胎儿早教，因为宝宝此时已经具备了一定的听力，外界的声音对可以对他造成影响，可以准备一些童话故事读给宝宝听，或是听一些抒情的音乐。不仅如此，之后胎儿的视力也有所发展，如果用手电筒照妈妈的肚皮，宝宝会下意识地将头转过去。

10 了解母婴保健与重点关注

【大夫提醒】

孕中期的母婴保健是防治妊娠并发症，避免妈妈难产和胎儿死胎流产的重要措施。最关键的一步就是定期检查，孕中期要检查的项目包括唐氏筛查，B超检查排除胎儿是否畸形，测量盆骨，除非有特殊情况，不得不推迟检查时间或是减少检查次数。

怀孕这段时间，准妈妈免疫力可能有所下降，感冒、咳嗽要预防，流感、带状疱疹等由病毒引起的感染也要防治，因为这些病毒会侵害宝宝，可能发生胎儿发育不良或是各种身体畸形，情况紧急的，甚至需要终止妊娠。即便是在孕中期，准妈妈也要小心用药，因为胎儿的代谢功能尚未发育完全，所以药物中某些有害成分不会像成人一样排出体外，而是留存在体内。某些激素类药物可能导致胎儿畸形，四环素类药物会干扰胎儿骨骼生长等。

【保健重点】

准妈妈自己可以检测宝宝的胎动，正常情况下，胎动一天至少 3 次，记录胎动时要保持周围环境的宁静，胎动次数太少，说明胎盘存在异常，如果过快过慢都可能有问题，应当立即就医，切忌等到没有胎动才去医院，胎动消失意味着宝宝可能已经窒息死亡了。

准妈妈如果出现头晕眼花、发热咳嗽或是腹痛都需要立刻就医，不要自行购买药物，要遵从医嘱。均衡膳食，穿衣服要以舒适宽松为原则，不要过度劳累，保证睡眠时间和质量。

11 弄懂孕 7 月母婴保健要点

【大夫提醒】

怀孕到第 7 个月最需要注意的就是早产这个问题，早产的最明显迹象就是宫缩，妊娠中期，准妈妈每天可能有大约 3 次宫缩，准妈妈会感到腹部有些硬，这是正常范围内的子宫收缩，但是如果次数增加且每次收缩时间增长，如果伴有强烈的腹痛和坠胀感，甚至出血、流出液体等，应当立刻到医院就诊。

导致早产可能是由于自身体质因素，但是还有不少早产妈妈因外因所致。工作压力太大，很多准妈妈依然在工作、加班，所以孕妇不要太过劳累，保证睡眠，另外怀孕期间依然在办公的准妈妈也要注意，不要长时间使用复印机。准妈妈要定期检查口腔，即便是口腔炎症也可能让细菌进入血液，细菌侵袭胎儿导致早产。

【保健重点】

在孕期第 7 个月，通常准妈妈的食欲非常好，也因此体重飞速增长，但是要注意均衡膳食，食物的质量比重量更重要，准妈妈要远离高脂肪、高热量的食物，这段时期最重要的就是要补充维生素。绝大部分的维生素无法在人体内合成得到，然而在烹调食物的过程中，最容易损失的就是维生素，尽量急火快速炒，最好简单加热无需太多加工工序。

孕期的胎教以听音乐为主，抚摸腹部也是舒适的胎教方式。抚摸的动作包括摸、搓和轻拍，一天 3 次最佳，甚至准妈妈可以通过腹部干膜摸到孩子四肢和脑袋，摸的同时可以和胎儿对话。

12 防治妊娠期糖尿病

【大夫提醒】

若是在怀孕期间，准妈妈吃得多、喝得多并且排尿也很多的话，而且情况比较严重，那么应当警惕患上了妊娠期糖尿病，不仅如此，妊娠期糖尿病多伴有外阴阴道感染，准妈妈的体重也会超出在此孕期的孕妇平均体重约 20％ 以上，尿检的时候也会发现尿液呈阳性。

虽然妊娠期糖尿病和某些外因没有绝对的联系，但是还是有不少准妈妈是容易患上妊娠期糖尿病的体质，例如年龄超过 35 岁的高龄准妈妈，或是怀孕之前就已经是肥胖体质的女性，还有些准妈妈自怀孕以来，每天大量进食，营养过剩而且体重急剧增加，这样的准妈妈都容易在妊娠期患妊娠并发糖尿病。有糖尿病家族史的或是前一次妊娠出现了糖尿病的准妈妈，也容易出现妊娠并发糖尿病。

【保健重点】

除了个别准妈妈有糖尿病家族病史的，实际上妊娠并发糖尿病可以通过饮食控制来达到预防效果，准妈妈每天只需摄入足够自身和宝宝的热量，远离高糖、高脂肪食物，每顿饭都能注意荤素、营养搭配，并少量多餐，就可以将血糖控制在理想范围。

如果万一怀孕前期，摄入的热量超过了所需水平的话。不要轻易节食减重，因为这样会使母亲体内的酮体发生变化，对胎儿成长发育造成恶性影响。

摄入糖分的时候，少摄入有蔗糖、果糖、麦芽糖等食物，含有这些糖的食物大多是甜点和零食，所以准妈妈要少吃。

13 预防妊娠期糖尿病的饮食原则

【大夫提醒】

很多准妈妈一个不小心、一个不忌口就患上了妊娠期糖尿病，所以大家都要了解预防糖尿病的相关饮食原则。

糖分是一定更要摄取的，它能提供人体活动所需的热量，并且支持着我们体内新陈代谢的运转，不能为了控制血糖而不吃米饭，应当把注意力转移到每天吃的食物中，含有的糖分，如蔗糖、果糖、麦芽糖还是其他种类，这些糖多出现在甜食或是软饮料中，意味着准妈妈要少喝饮料少吃甜品。

蛋白质是最重要的，但是预防糖尿病也需要控制补充量，多吃一些豆制品，多摄入植物蛋白质，但是富含碳水化合物的食物就要减少。尽管预防妊娠期糖尿病需要少摄入脂肪，选择吃坚果，可以少量补充脂肪。而富含钙和维生素、矿物质的食物，准妈妈放心吃，不用担心这部分植物会增加血糖和体重。

【保健重点】

一日饮食，依然以五谷杂粮和豆类食物为碳水化合物主要来源，粗粮不仅含糖量低而且还能预防孕妇便秘，例如燕麦、糙米和全麦面包。吃水果的时候某些水果不要吃太多，如香蕉、葡萄和桂圆，这些水果富含果糖，而草莓、菠萝等不仅含糖量低，维生素和矿物质的含量一点儿也不逊色。

蔬菜由于矿物质、维生素等营养素含量丰富，而且可以为准妈妈开胃，含糖量也非常低，所以可以不限种类不限食量进食，而快餐、冰淇淋和糖果，由于没有营养而且含糖量非常高，需要完全禁止。

第七节：
29—32 周产检要点

1 常规检查

【大夫提醒】

在生活中，许多孕妈妈们在怀孕 29—32 周都会忽略掉常规检查，因为此时已经怀孕多月，所以孕妈妈认为孩子已发育基本完全了，做不做检查没有什么影响。所以许多孕妈妈们在此期间都不去进行常规检查。

其实在这个阶段同样会出现很多危险的问题，比如孕期高血压、糖尿病会影响胎儿的发育，或是胎儿在体内的位置、孕妈妈的体重、心率等，都是需要通过常规检查来发现问题的。

【保健重点】

怀孕期间通过检查可以了解孕妈妈和宝宝的健康状况，及时地发现对孕妈妈及宝宝有害的因素，早期治疗。可以为腹中的胎儿创造比较好生长环境。主要是针对各种遗传性疾病做的预防措施。

2 常规项目检查

【大夫提醒】

在生活中，许多孕妈妈们在怀孕 29—32 周都会忽略掉常规项目检查，从而忽略掉很多问题，影响了胎儿的健康发育。

常规检查就是孕妈妈在怀孕期间需要做的一些最基本的检查项目，常规检查在孕期要一直做的原因是这些检查是检测孕妇是否健康的重要指标。至于每次例常检查尿蛋白和血压，主要是为了及时发现孕妇在孕期的并发症。而称体重则可以了解胎儿生长情况。

【保健重点】

这个阶段的常规项目检查最主要的就是排除胎儿的遗传病、孕期并发症等，及时发现影响胎儿健康发育的因素，尽早治疗和预防，让胎儿可以健康长大，平安出生。所以，孕妈妈一定不要忽视了这个过程，要听医嘱进行检查。

3 骨盆内测量

【大夫提醒】

在生活中，有许多孕妈妈们都会忽视掉骨盆内测量，她们认为测量骨盆内是没有必要的，也觉得测量骨盆内是没有用的，她们不了解测量骨盆内的原因，所以就会忽略掉这个问题。

宝宝分娩时需要经过骨盆，骨盆的基本形态决定孕妈妈是否能够顺利地生产宝宝，所以对骨盆的测量是十分重要的。有时候骨盆形态虽然正常，也可能导致难产，这些还与宝宝的大小有很大的关系。如果骨盆大可宝宝更大也容易难产，骨盆小可宝宝也小就不会难产。所以需要考虑多方面的因素。

【保健重点】

一般测量两坐骨之间的距离是直接用手测量，将中指放入阴道内，向两侧摸到坐骨，之间的距离就是坐骨的距离值，可自行估测，一般值约为 10 厘米。

4 乙肝五项

【大夫提醒】

在生活中，许多孕妈妈门都不了解乙肝五项是什么，认为检查乙肝五项并没有什么用，所以往往就忽视了对乙肝五项的检查。这种想法是非常错误的，进行乙肝五项检查对自己和胎儿都是一种负责任的表现，所以乙肝五项检查至关重要。

　　对于乙肝的诊断一般都是用乙肝的五项检查来检测的，虽然乙肝五项检查项目比较多，但是检查的步骤简单快捷，同时对孕妈妈和宝宝的身体健康也是十分重要的。

　　【保健重点】

　　乙肝五项检测的抗原结果只能表示被检查者是否患有乙肝，并不能够检测出感染乙肝的强弱程度。抗体的检查结果可以看出被检查者体内是否还有乙肝抗体，若呈阳性，则表明被检查者健康。

5 肝功能

　　【大夫提醒】

　　在生活中，许多孕妈妈们都不注意自己的肝功能，不知道重视肝功能有什么特殊的意义，所以往往就会忽视掉这个问题，为什么会出现这种状况呢？因为孕妈妈们对肝功能还不够了解。

　　肝功能的检查有生理功能和医学检查，医学检查项目包括球蛋白、胆红素、白蛋白、转氨酶等。肝脏对于机体来说十分重要，有解毒功效和各种代谢功能。

　　【保健重点】

　　肝脏具有解毒的功能众所周知，通过肝脏绝大部分有毒物质在肝脏里被处理后都会变得无毒或低毒。人体摄入的营养物，都会"由大变小"，摄入的营养就成了人体的一部分。肝脏还可以分泌胆汁，帮助食物消化吸收。如果肝内或肝外胆管发生堵塞，就会出现黄疸。

6 血钙检查

　　【大夫提醒】

　　如果孕妈妈们忽视掉血钙检查这个问题的话，会对胎儿造成很大的影响。有可能母体摄入的钙不足的话，胎儿就不能吸收足够的营养，会影响其生长发育。血钙检查是指血浆中的钙浓度，机体通过自身的调节作用使血钙保持在一个恒定的值。血钙根据能否通过毛细血管壁又分为可扩散钙和不可扩散钙。

【保健重点】

血液中钙的浓度与机体的功能有着十分重要的关系，影响着体内的激素。而且钙元素不仅影响着孕妈妈的身体健康，也与宝宝的正常发育存在极大的关系。而对于那些不扩散钙，也间接地影响着机体内部离子的动态平衡。

7 产道检查胎位

【大夫提醒】

在生活中，许多孕妈妈都不进行产道检查胎位，因为她们觉得检查这些是没有什么用的，而且还认为胎儿长在自己身上，没有人比她自己更了解胎儿的位置。

胎儿在孕妈妈子宫内的体位是十分重要的，胎位不正很容易导致难产。从胎儿的身体来看，有两种生产式：两长轴相平行式或者两长轴相垂直式。常见的胎先露有头先露、臀先露和肩先露。

【保健重点】

胎位的检查应该趁早，这样可以及时调正。否则太晚发现造成不可预计的后果。胎位检测方式中，四维彩超能准确检测胎儿腹内情况，显示出宝宝的动态图像。确保胎儿健康，及时纠正胎位。

8 注重留意母体和胎儿变化

【大夫提醒】

在生活中，有很多孕妈妈都是十分大意的，她们总是很在意自己腹中的胎儿而忽视了母体的变化，更为严重的是孕妈妈连胎儿的变化都不在意可以说这是十分不负责的。

怀孕 8 个月左右，要随时监测宝宝的身高，皮肤情况，最重要的是胎位是否有利于生产。孕妇此阶段下腹明显扩张，胎动较为明显，其脸部可能出现褐色斑点，此阶段的孕妇情绪略为不稳。

【保健重点】

在怀孕 29—32 周需要避免久站，以免下肢浮肿及加重静脉曲张。注意是否发生妊娠毒血症。上班族应及时调整工作量，尽量不要从事劳累的工作，一旦出血状况，应及时到医院检查。胎位不正者，可继续做矫正胎位的工作。做好生产前的准备，万一早产时不要惊慌失措。

9 弄懂孕 8 月母婴保健要点

【大夫提醒】

在生活中，孕妈妈们需要进行母婴保健来保证自己和胎儿的生长发育，但许多孕妈妈们都弄不懂母婴保健的要点，而往往就会忽视掉一些重要的要点，而且有的孕妈妈根本就弄不懂母婴保健的要点。

如果孕妈妈们不能弄懂母婴保健的要点的话，可以向医院有关人士咨询或者向经验丰富的妈妈们咨询探讨。这样就可以帮助自己弄懂母婴保健重点，来促进宝宝更好地生长发育。

在孕 8 月，保证腹中孩子的健康和维护孕妈妈自身安全是重点，孕妈妈在起立行走方面应格外注意，因为此时肚子已经非常大了。同时，为了提防胎儿出现早产的情况。本月是怀孕后负担加重的时期，特别容易出现一些并发症，孕妇要防范各种病情。

【保健重点】

怀孕 8 个月，孕妈妈要多吃一些健脑的食品，另外还要注意增强自身的免疫力，还有一些便秘，水肿等症状。特别是对于一些矿物质的补充，如果缺钙不仅会使孕妈妈骨质疏松，还会影响胎儿的骨骼发育。如果此时铁摄入不足，出生后特别容易患缺铁性贫血。我们都知道豆制品、奶制品等含钙丰富，是补铁最佳来源。

10 小腿抽筋

【大夫提醒】

在生活中，许多孕妈妈在怀孕期间都会发生小腿抽筋这种状况，这在怀孕期间是十分正常的，人们腿抽筋其实是小腿肌肉痉挛。

造成小腿痉挛可以由于过度疲劳，本来怀孕期间准妈妈就比较辛苦，所以平时做适当的锻炼即可，不要干重活，也不要走或站太久增加了小腿肌肉的负担。还有可能是孕妈妈进食不均衡，导致机体失衡，代谢紊乱使得小腿痉挛。

【保健重点】

对于孕妇抽筋的预防，要注意以下几个方面：首先，孕妈妈要注意保暖，不能让自己受凉。还要特别注意睡眠的姿势，尤其走路的时间不可过长。在必要时，孕妈妈可以摄取一些维生素 E 和钙。当孕妇发生抽筋时，要注意按摩，朝相反的方向扳脚趾，几分钟后抽筋便会消失。

11 静脉曲张

【大夫提醒】

在生活中，许多孕妈妈都会出现静脉曲张现象，但是孕妈妈们认为出现静脉曲张是正常现象，所以并没有对出现的这一现象给予过多的重视。因为她们对静脉曲张出现的原因不是很了解。

静脉曲张在生活中比较常见，主要是因为血液容易积聚在机体的下肢，若血管薄弱，长时间下就会破坏血管壁从而突出表现在皮肤的表面。

【保健重点】

静脉曲张主要表现在肤色，皮肤的完整性上。所以孕妇需要保持健康的生活习惯，要有规律地进行活动和锻炼，但是也不可以过度劳累，以免对腹中的孩子造成影响。孕妇可以简单地通过抬腿、垫高床尾、保持理想体重等方面预防静脉曲张。要避免长时间久站或静坐的姿态，要抬高下肢等。

12 仰卧位综合征

【大夫提醒】

在生活中，许多孕妈妈们会忽视掉仰卧位综合征，是因为她们对仰卧位综合征并不是很了解。所以都不知道它有什么危害。因此，医生建议出现仰卧综合征一定要去医院检查。

一般孕妇卧床的时间过长，就会出现一系列的身体不适，比如头晕、发冷等，所以孕妈妈要注意适当的活动。这些症状一般发生在孕晚期。仰卧综合征主要是由心脏回血量减少，供血不足引起的。胎儿长期处于缺氧的情况是十分严重的，所以要及时处理。

【保健重点】

保健预防的重点应放在避免长时间仰卧上，对仰卧综合征已发生的孕妇，要特别进行重点保护；孕妇睡觉时采取左侧卧位是最有利于自身和宝宝的身体健康的，并且睡觉可以喝牛奶促进睡眠。此外要避免多度劳累，也不能长期不运动。

第八节：
33—36 周产检要点

1 常规检查

【大夫提醒】

在怀孕第 33 周到第 36 周的时候，宝宝的发育也到了最关键的时期。逐渐变大的肚子为妈妈们带来很大的负担，同时新生命诞生的日子也越来越近了。

在这个时期，很多妈妈可能会因为怀孕时间长，对于自身健康和胎儿的发育没有怀孕初期那么重视，这也导致了许多健康问题在这个阶段产生。为了妈妈自身和孩子的健康，及时进行孕期的常规检查十分重要。

此阶段的常规检查包括超声波检查、血液检查等。常规检查能实时掌握孩子的发育状况，为孩子的顺利诞生创造条件。

【保健重点】

在这个阶段，常规检查一定不能中断。B 超能用清晰的图像反映孩子的发育状态，血检能够让妈妈们了解自身代谢状况。常规检查是孕期必不可少的，常规检查能够及时了解妈妈的身体状况，如若产生不良反应，能及时地采取措施，保证孩子的正常发育。

2 常规项目检查

【大夫提醒】

33—36 周，孩子即将诞生的关键时期，妈妈们不仅不能放松心态，更要加强常规项目检查的重视程度。常规项目检查能够实时地掌握孩子的发育状况。

常规项目检查除了要做 B 超这项基本检查之外，对血、尿常规的检查以及肝、肾功能的检查也要跟上。这些常规项目的检查，能够反映妈妈和孩子的健康状况。在孩子即将诞生的阶段，妈妈因为身体的压力更大，所以身体产生不良反应的概率也更大。及时地参加这些常规检查，能够了解孕期的情况，为孩子和妈妈都营造一个更加舒适的环境。

【保健重点】

在常规项目检查中，B超、血常规、尿检等尤为重要，这些检查能够让家人实时地掌握准妈妈和孩子的身体状况。通过一系列的数据，及时地发现妈妈和孩子的健康隐患。常规项目检查就是孕期的重要监控。

总之，妈妈们只有重视这种常规检查，才能真正地为孩子的健康诞生做好准备条件。防患于未然，健康来自于细节。

3 心电图检查

【大夫提醒】

妈妈在怀孕期间，血液量会明显增多，因为心脏的输血压力增加。当到达30多周后，胎儿的发育步入后期，心脏的压力更大，所以通过心电图检查不仅能够发现妈妈自身的心脏健康，更能间接地反映孩子发育期间的供血状况。

心电图检查是在此期间必不可少的检查项目，让家人能够实时了解孩子发育状况是否良好。

【保健重点】

心电图检查是通过对妈妈的心脏跳动情况来检测妈妈和孩子的身体状况。孕期因为妈妈心脏的压力增大，很多心脏疾病容易并发。同时孩子在这个阶段对于营养的要求更多，而孩子需要的营养就是通过妈妈血液的循环提供的。如果心跳过缓，就不能满足孩子发育的营养需求，而过快就增加了血液压力，对孩子的发育也是极为不利的。

所以说，孕期必须要做心电图检查。

4 肛肠外科检查

【大夫提醒】

妈妈们怀孕阶段，孕妇的健康状况是需要及时得以反映的。孕期妈妈自身的代谢压力增大，免疫力降低，所以各种疾病发生的概率也增大。

肛肠类疾病的发生也成为威胁妈妈和孩子健康的重要原因。在33—36周期间，妈妈们的肚子也越来越大，孩子给予妈妈的压力也直线上升。肛肠类疾病的发生，很容易引起肠道感染，严重威胁妈妈的健康水平。

及时地参加肛肠外科检查，能够早发现早治疗，为孩子的健康发育提供充足的保证。同时，也可以确保健康的消化，为宝宝的生长提供充足的营养。

【保健重点】

肛肠外科检查是很重要的。因为怀孕期间，妈妈腹腔内的压力很大，肛门周围、直肠、结肠很容易患上疾病。患病期间，妈妈们也不能随意用药，所以使得病情得不到有效的缓解，严重威胁到妈妈的身体健康。同时肛肠类疾病也十分顽固，只有及时进行肛肠外科检查，才能尽早发现这些状况，找到正确的治疗方法。

5 准妈妈的特殊检查

【大夫提醒】

准妈妈在进行孕期检查的时候，不仅有B超、尿检等常规的检查，也有许多特殊的检查。孕期的特殊检查能够更进一步地发现妈妈的健康隐患，从而得到更好的治疗。

准妈妈的特殊检查有绒毛膜促性腺激素（HCG）、孕酮、羊水、胎盘、唐筛等。这些部分的检查都是常规检查不涉及的部分，但是这些健康指标又直接影响母婴的健康水平。所以准妈妈的特殊检查必不可少。

准妈妈的特殊检查包含的方面很多。特殊检查就是一般的孕期检查所不涉及的。对于 HCG、孕酮等含量，在不同的怀孕时期，有不同的标准，而胎盘、羊水的健康又直接影响孩子的正常发育。总之，准妈妈的特殊检查能够更多地发现健康隐患，为孩子的正常发育做好充足的准备。

6 高危妊娠者需做胎心电子监测

【大夫提醒】

从妈妈怀孕的那一刻起，孩子就成为自己和家人的希望，孩子的健康尤为重要。为了迎接这个新生命的诞生，妈妈也在亲人的悉心呵护下，孕育着这个寄托着亲人希望的小生命。

但是并不是所有的怀孕妈妈孕期都是一帆风顺的，疾病的困扰时常能够给母婴带来生命的威胁。高危妊娠者就是这类人。高危妊娠对妈妈和孩子的生命都有严重威胁，很容易导致母婴的死亡。所以对于高危妊娠者，胎心电子监测必不可少。

只有实时监测胎心状况，才能对于高危妊娠者的身体状况有一个及时的了解，在突发情况的时候能够及时地采取措施。

【保健重点】

一般来讲，正常妊娠中孕妇和新生儿的发病率和死亡率都是比较低的，但是高危妊娠就正好相反，所以对于妊娠期的妈妈们来说，定期到医院检查就显得尤为重要，这样才可以筛选出是否高危妊娠，好及时做好孕期管理，早早预防是最好的。及时发现，及时治疗也是很重要的。

7B 超检查脐带

【大夫提醒】

在孕期最主要的检查是超声波检查，俗称 B 超，而 B 超检查中，重要的一部分是脐带检查。脐带是沟通母婴的主要通道，血液的流通带来物质交换，胎儿发育所需要的营养都是通过脐带带来的，其代谢的废物也通过脐带流通的血液返回到妈妈身体中。

B 超检查脐带是检查脐带的与胎儿的位置，保证不会缠绕，确保孩子的健康发育。胎儿死亡率居高不下的原因之一就是脐带缠绕。

【保健重点】

定期进行 B 超检查脐带，能够有效地预防脐带缠绕现象。脐带作为母婴物质交换的纽带，对于母婴的健康十分重要。由于羊水中脐带处于漂浮状态，其位置很容易发生变更，只有实时进行监控，尽早发现状况，采取相应的措施，才能保证孩子的健康发育。

8 注重留意母体和胎儿的变化

【大夫提醒】

在妊娠期 9 个月的时候，胎儿的成长是最迅速的。孩子体积的增大让妈妈腹部膨胀得也更大，腹腔的压力给妈妈带来沉重的负担。

在这个时期，妈妈们因为腹部变大、压力剧增，从而活动也很不便。身体代谢压力的增大对于妈妈的健康也产生了严重威胁。同时胎儿活跃程度也增强，妈妈们常常能够感觉到孩子在腹部的活动。

注重留意母体和胎儿的变化，掌握妈妈和孩子的健康状况。因为孩子的发育迅速，很容易产生健康问题，同时因为孩子发育给妈妈造成的代谢压力，妈妈的身体健康也面临着威胁。时刻留意母婴的变化，才能早发现健康隐患从而采取措施。

【保健重点】

留意母体和胎儿的变化是孕期重要的监测内容。孩子的发育很迅速，母婴的身体状况时刻都在发生着变化，只有时刻了解这些变化，才能在这些变化中掌握妈妈和孩子的健康水平，从而为孩子的健康提供保证。

9 了解母婴保健与重点关注

【大夫提醒】

孕期母婴的保健是十分重要的，其能保证妈妈怀孕期间的身体健康，同时也能促进孩子的正常发育。同时孕期母婴应该重点关注的健康问题，也是每一个准妈妈都应该了解的。

母婴的保健，是促进妈妈和胎儿身体均衡发育，保证健康的根本所在。妈妈们应该有足够的重视，这样才能有效防止一些健康问题。

【保健重点】

母婴保健有多方面。饮食是其一，注重饮食的均衡是孕期最重要的，这样才能为孩子的健康发育提供充足的营养。同时适量的运动对于妈妈来说必不可少，妈妈运动的同时也让胎儿得到适当的身体位置调整。并且在孕期妈妈调整好心态，对于孩子的健康也十分重要。总之，产前护理是确保母婴健康的根本。

10 弄懂孕 9 月母婴保健要点

【大夫提醒】

怀胎十月，当到了 9 月左右，随着孩子的身体发育更加的迅速，所以引发的相关疾病也更多，做好孕 9 月母婴的保健问题，能够保证孩子和母亲的健康。

所以在这个时期母婴的保健就是为了孩子的健康诞生做好充足的准备，这不仅关系到妈妈自身的健康，对于孩子的健康影响更加严重。所以在这个阶段妈妈们应该注意保健问题，确保孩子的顺利分娩。

【保健重点】

在怀孕 9 月，母亲的身体强度大大降低，容易疲倦。为了分娩储备力量，应当保证足够的睡眠和休息。运动当然是不可以停下的，但是做完家务之后也要多多休息。怀孕的妈妈除了喝牛奶，也可以喝豆浆，因为豆浆也有很多优点。妈妈们应该多听音乐，保持一个平和的心态，为孩子的诞生做好准备。

11 脐带绕颈

【大夫提醒】

我们常听说的"血脉相连"，这是对于母亲和孩子关系的描述。其实，孕期母婴的关系，才是血脉相连的最真实表现，而这连接母子的最关键部分就是脐带。

脐带对于母子的健康十分重要，其不仅是胎儿发育的根本，更是胎儿与母体进行物质交换的依靠。脐带的健康对于胎儿的正常发育尤为重要。

脐带绕颈是孕期很常见同时也是对孩子生命威胁最大的情况之一，其很容易导致胎儿窒息，胎死腹中。脐带绕颈应该得到足够的重视，确保母婴的健康。

【保健重点】

脐带绕颈对于孩子的威胁十分巨大。对于脐带绕颈问题，应该早发现、早治疗。脐带是妈妈和孩子生命沟通的纽带，在怀孕期间，妈妈应该时常进行 B 超监测，实时地掌握脐带的位置状况。

如果发现孩子有脐带绕颈的情况，应该及时在医院接受治疗，避免情况的恶化，保证孩子的生命安全。

12 早产

【大夫提醒】

从怀孕开始，妈妈和家人无时无刻不在盼望着新生命的诞生。这个寄托着家人们的期望和无限关爱的小生命，在 32—36 周这个阶段步入了发育的后期。

在这个阶段，妈妈和孩子都面对着一个严重的威胁，那就是早产。早产就是在预产期前期孩子就降生了。导致早产的原因是多种多样的，如用药错误、过于粗心大意等都有可能引发早产。

对于早产，妈妈们有十分清醒的认识。早产对于孕妇和婴儿的健康都十分有害的。特别对于婴儿，因为在体内孕育的时间并没有达到，所以孩子的健康状况十分糟糕。预防早产是十分重要的。

【保健重点】

对于早产，妈妈们要有足够的重视。首先应该预防早产。对于一些会诱发早产的原因，妈妈一定要避免，这是对自己和孩子的负责，也是对家庭的负责，因为早产对于妈妈自身和孩子的健康威胁巨大。其次是要正确对待早产。如果早产已经发生，要及时接受医生的治疗，保证孩子和孕妇的生命。总之，早产危害巨大，妈妈们要谨慎对待。

13 预防痔疮

【大夫提醒】

都说妈妈是世界上最伟大的职业，是因为她们在孕育新生命的过程中，其付出的代价是巨大的。可以说每一个新生命的诞生都是妈妈们痛苦煎熬的成果。

孕期妈妈因为腹腔的压力增大，身体的代谢压力增大，所以身体对于一些常见的病毒、细菌的免疫力降低。痔疮成为妈妈们的威胁之一。

孕期很容易患痔疮。患上痔疮的妈妈们自身痛苦，同时因为身体炎症的增加，对于孩子的发育影响巨大。所以注重饮食的调节和自身清洁，能有效预防痔疮。

【保健重点】

痔疮对于孕妇的威胁巨大。怀孕期间，妈妈们的饮食水平提升，所以身体代谢废物中的营养物质含量相对增多，这也为细菌的滋生提供了充足的环境基础。所以预防痔疮首先要注意身体卫生。同时，怀孕期间妈妈们要注意营养的合理搭配，不能一味地追求高热量食物，注意营养物质的均衡摄入，就能增强自身的抵抗力，从而预防痔疮。

14 准备好入院待产包

【大夫提醒】

33—36 周是孩子即将诞生的阶段。妈妈们到达这个时期，已经到达了孕期的末尾，怀孕的艰辛在这个阶段也得到了充分的展现。

孕产期的逐步临近，对于每个妈妈来说都是充满着忐忑与期待。在这个时期，在这个孩子即将诞生的时期，及时做好分娩准备尤为重要。准备好入院待产包是这个阶段必不可少的。虽然与待产日期还有差距，但是为了预防特殊情况，应该尽早做好准备，这也是为孩子的诞生做好充足的准备。

【保健重点】

准备好入院待产包是十分必要的。在 9 个月左右的时期，孩子的发育步入最后的阶段，孩子也即将诞生。尽早准备好入院待产包，能够预防早产等特殊情况，为突发状况做准备。避免在孕妇分娩时产生不必要的麻烦。

第九节：
37—40周产检要点

1 常规检查

【大夫提醒】

当孕妇怀孕到了37—40周这个阶段，妈妈身体的负担格外巨大，孩子的活动也更加的剧烈，当然在这个阶段对于母婴来说，也十分危险。

在这个阶段，妈妈的常规检查不能缺少。B超、尿检等孕期常规检查都必须及时参加，同时最好做到一周一次，为孩子的诞生做好充足的准备。

因为当孩子面临降生的时候，很多的问题都有可能产生，会对母婴的生命造成严重的威胁，所以在这个时候，常规检查一定不能中断，及时地了解孩子和妈妈的身体状况。

【保健重点】

孕期的常规检查是必不可少的，因为能够了解孩子和妈妈最基本的情况，所以在这个阶段，妈妈们一定不能忽略常规检查的重要。B超能够及时了解孩子的位置、发育情况，尿检能够反映母婴的代谢是否正常。这些监测指标对于孩子的诞生十分重要。

2 常规项目检查

【大夫提醒】

妈妈在怀胎十个月左右的时候，孩子的发育到了最后的阶段，每天的状况都是急剧变化的，因而身体的发育在这个时候尤为迅速。

做好常规项目的检查能够及时掌握母婴身体情况，为孩子的诞生做好准备。常规项目中体重、血压、宫高、腹围等项目是妈妈身体情况的直接体现，能够实时地反映身体的变化。

通过常规项目的检查，及时地了解母婴的身体最基本情况，从而做到最基本的监控，这是每一个妈妈在怀孕最后阶段都必须了解的。

【保健重点】

常规项目检查在整个怀孕期间都必须进行的，但是到了十个月左右，常规项目检查的频率要加快。因为孩子的发育十分迅速，孩子的活动也更多，因此每一天都有可能发生突发情况，所以在这个阶段，常规项目检查要多进行，这样才能及时发现问题，从而采取措施，避免对孩子和妈妈的身体造成伤害。

3 产前检查

【大夫提醒】

当怀孕妈妈到了 37—40 周，产前检查尤为重要。在不同时间段，产前检查的指标都不一样，在这个特殊的阶段，妈妈即将面临分娩，所以常规的产前检查必不可少。

通过尿检、B 超、血液常规、心脏监测等检查，确定产前胎儿的身体状况，进一步确定预产期，为孩子的诞生做好充足的准备。在这个阶段的产前检查，不能盲目，同时频率要增加，实时掌握孩子和妈妈的身体状况。

【保健重点】

37—40 周的产前检查，是十分重要的。在这个阶段的产前检查，能够反映孩子的发育状况，确定孩子诞生是否有危险。同时血液监测能够了解母婴代谢是否均衡，从而避免孩子在生产的过程中发生危险。总之，产前检查就是为孩子的诞生做好准备，确保孩子和妈妈的生命安全。

4 胎动监测

【大夫提醒】

当怀孕步入后期，腹腔的压力逐渐增大，妈妈们身体的负担在这个时候也变得格外的大。在这个时候，孩子的发育也变得十分迅速，妈妈们常常能够感觉到孩子在肚子里面踢自己，这就是孩子发育逐步完善，生命特征逐渐凸显出来的重要时期。

孩子活动的明显增加确实会给家人带来喜悦，毕竟这就预示着孩子即将诞生了，但是胎儿活动的频繁，孩子的位置变化也更大，所以要及时监测胎动情况，确保孩子不发生意外。

胎动监测在即将到达预产期的时候尤为重要，加强胎动监测能够通过孩子的运动情况，从而确定产期的大致时间，为分娩做好准备。

【保健重点】

胎动监测是胎儿发育后期必不可少的监测手段。通过胎动监测，就能了解孩子大致的运动情况，从而分析孩子的活跃性，确定孩子是否马上就要诞生。通过胎动监测，也能间接反映孩子的身体状况，确保胎儿的发育稳定而持续。

5 准妈妈的特殊检查

【大夫提醒】

准妈妈们经过了近十个月的努力，孩子的诞生在即，我想妈妈们的心情也变得格外的激动吧。怀胎十月，最后阶段妈妈们一定要注意加强检查。

在这个阶段，妈妈们的特殊检查不能中断。因为孩子即将诞生，孩子的活动也更剧烈，实时的监控能够反映孩子的身体情况。

常规检查（血压，体重，宫高，腹围，多普勒胎心），特殊检查如胎儿的位置固定，抬头，准备生产等特殊检查也很重要，孕酮等含量是否达标，这些都是反映母婴健康的基本标准。所以妈妈们应该重视特殊检查。

【保健重点】

准妈妈的特殊检查十分必要。通过特殊的手段，能够检测到身体隐藏的健康指标。孕酮在此阶段应该在 483.6 ~ 776.8 纳摩尔每升，羊水在 1000 毫升左右，并逐渐减少。这些特殊检查的指标都能够反映孩子的健康状况，确定孩子是否能够健康地诞生，妈妈在分娩的过程中是否有危险等。总之，准妈妈的特殊检查是对自身和孩子负责任的表现。

6 B 超检查确定产前胎情

【大夫提醒】

妈妈是一个神圣的职业，生命的诞生就是在妈妈艰辛的十个月的努力后发生的。新生命承载着家庭的希望，所以在妈妈怀孕期间，很多的事情都是需要注意的。

B 超检查是孕期妈妈们必不可少的检查项目。通过 B 超检查，能够清晰地看见孩子在腹中的位置、发育情况，通过直观的图形，反映出孩子的形体特征。

当怀孕到达 37—40 周，B 超的检查要确定产前的胎情。在这个阶段，孩子的形态都已经成型，所以在进行 B 超的时候，能够很清楚地看见孩子的样貌。确保孩子胎位的正确，四肢发育是否健全。

【保健重点】

B 超检查确定胎情，能够直接地监测到孩子的生命体态特征。通过 B 超的检查，妈妈们能够掌握孩子在这个阶段身体的发育情况。同时因为孩子在这个阶段的发育十分迅速，所以在这个阶段 B 超的频率应该增加，最后一周一次。通过 B 超看清孩子的位置，如若发生意外情况能够及时地采取措施，避免悲剧的发生。

7 注重和留意母体和胎儿的变化

【大夫提醒】

当怀孕到了37—40周，孩子身体器官都已经成型，在这个阶段孩子的代谢更加的旺盛，营养的摄入量十分巨大，为了满足胎儿发育所需要的营养物质，妈妈在这个阶段身体代谢也变得更加的旺盛，从而给妈妈的身体带来了很大的压力。

注重和留意母体和胎儿的变化是这个阶段妈妈应该注意的重点问题。胎儿可以说是一天一个样，妈妈因为要满足孩子发育的需要，身体每时每刻都在发生着微妙的变化，实时监控，保证孩子和妈妈的健康。

【保健重点】

注重和留意母体和胎儿的变化，掌握母婴的健康水平尤为重要。在怀孕的最后阶段，妈妈和孩子的变化都是十分明显的，每一天都是不同的状态。因为孩子发育得更加迅速，对于妈妈身体的影响也更大，所以只有加强这些变化的监测，才能保证孩子和妈妈的健康水平。

8 了解母婴保健与重点关注

【大夫提醒】

生命的诞生在自然的变迁中永远是最为神秘的。从一枚小小的受精卵，到发育成一个幼小的生命，其中的过程充满着艰辛。当怀孕到了最后阶段，母婴的保健也十分重要。

在此阶段，妈妈应该进行一定的运动，保证孩子也有一定的活动，使孩子在腹中也有一定的位置调整。同时多吃水果，加强维生素、矿物质元素的摄入，维持身体代谢的均衡。妈妈也应多听听音乐，保持一个健康的心理状态。

【保健重点】

在怀孕的末期，母婴保健就是为了最后的分娩做准备。妈妈保持一个健康的身体，就能让自己在分娩的时候受到的痛苦更小。同时，母婴应该注意的一些饮食禁忌，妈妈一定要管好自己的嘴巴，不要在这最后的阶段发生状况。

9 弄懂 10 月母婴保健要点

【大夫提醒】

10 月的保健问题尤为重要，因为在这个阶段，孩子即将诞生，所以保健问题要面向分娩这一个现实问题。在此阶段，母婴的保健主要从饮食和生活习惯两个方面着手。饮食上要注意均衡饮食，因为在此阶段孩子的发育更加迅速，需要的营养也更多，妈妈一定不能偏食，多摄入蛋白质、维生素等物质。

同时妈妈应该有健康的生活习惯，按时运动，按时休息，劳逸结合，保证良好的心态，这样才能为孩子的诞生做好准备。

【保健重点】

10 月母婴保健是孕期保健的重点。良好的身体状况就是为了最后的分娩做准备，所以在此阶段，妈妈应该保证自己身心健康。孩子在此阶段因为发育迅速，所以妈妈要注意均衡饮食，妈妈保证了自身的健康，才能让孩子也健康发育。

10 自然分娩的优缺点

【大夫提醒】

分娩是怀孕的结束，随着医学的进步，预产期的确定更加准确，妈妈到底是自然分娩还是剖宫产，成为当今妈妈们艰难抉择的问题。

自然分娩的优点是尽可能地保护子宫的形态，保证二胎时的安全，同时自然分娩时孩子所受的伤害更小，研究表明，自然分娩的孩子身体素质更好。当然自然分娩也有自己的不足，与剖宫产相比，自然分娩大出血的概率更大，同时在自然分娩的过程中，很容易造成胎儿缺氧，严重威胁妈妈和胎儿的健康。

【保健重点】

自然分娩有优点也有不足。对于医学发展迅速的今天，如何选择分娩方式应该根据不同的情况进行选择。当然，我们提倡自然分娩，因为自然分娩对于妈妈和孩子后期的身体健康的危害更小，但是对于特殊的怀孕情况，剖宫产才是最安全的选择。

11 必须实施剖宫产的情况

【大夫提醒】

传统的自然分娩当然对于孩子和妈妈后期的健康有好处，但是一些特殊的怀孕妈妈，却必须进行剖宫产，这样才能保证孩子和妈妈在分娩时的生命安全。

比如脐带绕颈、胎位不正、胎儿畸形等情况，自然分娩的危害十分巨大，有可能造成孩子在自然分娩时死亡，同时造成妈妈大出血，严重威胁到妈妈和孩子的生命安全。对于这些情况，剖宫产才是最好的选择，只有这样才能保证孩子和妈妈的生命安全。

【保健重点】

对于必须实施剖宫产的情况，妈妈们应该接受医生的建议。因为通过诊断后，的确不适合自然分娩时，妈妈就要做好剖宫产的准备，为了自身和孩子的生命安全，剖宫产才是最后的选择。

12 剖宫产的术前准备

【大夫提醒】

当妈妈已经确定了实施剖宫产的时候，那么就应该做好充足的准备，为了孩子和自身的安全考虑，术前准备应该充分。

剖宫产前，妈妈应该处理好自己的个人卫生，妈妈应该保持良好的心态，避免紧张而危害胎儿，保证足够的睡眠。其次，术前妈妈会进行一次全面的身体检查，包括血压、体温、脉搏等。

【保健重点】

剖宫产看似有些令人害怕，其实是相当安全的。在术前，妈妈们应该调整好自己的心态最为重要，其次遵从医生建议，才能保证手术的顺利进行。剖宫产前，保持放松的心态，是最基本的方法，注意饮食的调理，才能有效地缓解手术带来的疼痛。

13 分娩的信号

【大夫提醒】

随着预产期的到来，胎儿的发育已经完善，母体的精神状态、全身的反应、生殖器官和盆骨的一系列反应，这些都是分娩的信号。

妈妈应该了解这些分娩的信号。破水是分娩的最主要信号，所谓破水就是阴道涌出一股水，这是羊膜破裂羊水流出的现象。其次有阵痛，分娩前肚子阵痛集中在腹部和背部。

这些信号都预示着小生命即将诞生，妈妈们要及时赶往医院，进行分娩手术。妈妈们只有了解这些状况才能让小生命的诞生变得更加顺利。

【保健重点】

分娩的信号是由多方面综合考虑确定的。不能因为一方面就断定是马上要分娩了。分娩是一个有预兆的生理过程，妈妈们只有多关注自身身体的反应，才能保证痛苦降到最低，同时也能够让孩子的诞生更加安全。

14 配合分娩

【大夫提醒】

十个月的确漫长，当十个月的孕育，妈妈们被推入产房的时候，新生命即将诞生，神圣的孕育使命即将完成，妈妈应当配合分娩，做好最后也是最重要的一步。

分娩是一个痛苦的过程，但是知道配合分娩的妈妈可以有效地缓解这种痛苦，并且能够确保孩子的健康。在开始子宫收缩宫口开大时，妈妈要避免紧张，不要过早地用力，应该节省体力。当宫口全开时，产妇应该平卧，听从护士的安排有规律呼气吸气。当孩子诞生后，妈妈可以做适当的休息，之后会有宫缩的疼痛。

分娩的过程中，妈妈们配合医生的工作，这样才能减轻自己的痛苦，使孩子降生变得更加顺利。

【保健重点】

分娩的过程中，配合医生的步骤尤为重要。对于第一次怀孕的妈妈，要避免紧张情绪，适当的放松，听从医生的建议，特别在分娩的重要阶段，适时的用力可以使孩子降生得更加迅速，从而让妈妈经受的痛苦更小。

four

第 四 篇

孕期禁忌知多少：

做个精明的准妈妈

老 中 医 爷 爷 的
朋　友　圈　1

怀孕的阶段是个甜蜜时期，当感受到胎儿在肚子里活动的时候，准妈妈都是幸福且兴奋的，但是怀孕早期的两三个月是非常难受同时心理压力也是最大的，绝大部分孕妇都会在这几个月出现早孕反应。

由于怀孕初期，准妈妈体内 HCG、胃酸分泌与往常不同，通常情况下，会出现头晕、乏力、嗜睡、恶心呕吐等症状，怀孕到第 12 周左右，这些反应会自然消失。在怀孕的早期阶段，有些孕妇会出现尿频现象，这是由于子宫增加了对膀胱的压迫，还有一些母亲特别喜欢吃酸性食物，还喜欢往食物里加醋，基本上，过了怀孕第 12 周这些反应都能自动消失，但是还是有少数准妈妈会持续早孕反应。

妊娠期这段时间，准妈妈身体会发生巨大的变化，早孕反应是必须有的，它能帮助准妈妈身体适应着一系列的变化，母体激素大量分泌，所以身体高温不断持续，还有身体内别的激素变化，体内激素原有的平衡被打乱了，所以产生了早孕反应。

每位准妈妈身体状况不同，早孕反应的表现和程度也会不一样，精神作用一样不容忽略，准妈妈一定要调整好心态和情绪，要正确看待早孕反应，要了解早孕反应的原因和作用，它是无法避免的，不能有畏惧情绪，而且只要熬过这几周时间是可以恢复的。

准妈妈在孕早期饮食要注意调理，不用拘泥于一日三餐，想吃东西的时候都可以吃一些，这个时候尽量多吃点易消化的清淡流食，很多准妈妈会突然很想吃酸味食物，饭菜里多加点儿醋，吃水果可以直接吃也可以拌成水果沙拉，口感味道会更好。准妈妈随身可以带个零食包，带些补充糖分的甜食或糖，这能在很多场合缓解饥饿感。尽量多吃些粗粮，摄入纤维素，孕期便秘会使孕妇有流产的危险。

呕吐过后大多身体缺水，一定要及时补水，喝水也有讲究，少喝凉水，这会加重恶心的感觉，而且凉水会刺激胃部，以喝温水为最佳，易吸收的牛乳饮料也可以尝试。

孕早期不像孕晚期肚子大了运动不便，尽量多出去走走，不要去人多嘈杂的地方，到公园、广场多转悠，在大自然中放飞心情，不管是怀孕中期还是晚期，每时每刻都有良好的心情对于准妈妈和孩子都是最重要的。

02 要有预防早孕流产的意识

很多准妈妈缺乏预防早孕流产的意识，在他们看来孕早期孩子还没有长成形，所以不用太注意，但其实孕早期是胚胎变为胎儿的关键期，也是胎儿发育最迅速的时期。而在怀孕初期，腹中胚胎对于外在的有毒有害物质还非常敏感，抵抗能力也极其有限，这个时候最容易受到外界影响，轻易就能被细菌、病毒、化学物质和放射性物质感染，妊娠期孕妇生理体征发生改变，且孕早期某些准妈妈孕吐严重导致营养不良，这些都可能导致死胎、流产。

尽管都是流产，有些流产要顺其自然，因为本身并不能避免。绝大多数的流产都是因为胚胎本身发育不良造成的，卵泡萎缩变形，大多数都是受精卵或染色体异常的问题，当有问题的受精卵在不断发展，将不可避免地收缩变形，直至死胎或流产，这个时候妈妈不要太伤心和失望，受精卵不健康，孩子生下来也未必健康，这同时也是个自然优胜劣汰的结果，下次再怀也未尝不可。

孕早期一定要有防范流产的意识，首先的最重要的就是要保证休息，不管是钟情于工作，还是醉心于麻将等爱好，都在这个关键时期要放一放。不要过度劳累，不要做繁重的工作来添加到腹部的负担，避免精神创伤。

虽然孕早期的早孕反应是一大挑战，但是准妈妈们还是一定要均衡进食，营养不良是可以引发流产的，可以每天少量多餐，多吃清淡的流食，而且多喝水，这样可以润便，有助于排便通畅，维生素 E 和叶酸都是怀孕早期保胎最需要的，因此要多吃含有这两种营养物质的食物，例如松子和花生。

处于孕早期，准爸爸们要克制一下，节制性生活，尤其是孕早期，必须完全禁止性生活，因为性生活的刺激和挤压极有可能导致宫缩，宫缩是许多意外流产的罪魁祸首。最重要的是，孕妇要保持心态良好和心情愉快，不妨尝试一些能调动情绪的食物，如好喝又营养的牛奶。

准爸妈还要选择恰当的时机怀孕，有些准妈妈身患慢性疾病或是先天疾病的，一定要把病治好或是控制住，经过检查后遵循医嘱再准备怀孕。准妈妈也要做好个人清洁，别忽视这一项，因为如果阴道感染，是有可能威胁胎儿健康的。在有着充分预防的意识前提下，相信每位准妈妈都能生下健康的宝宝。

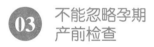

03 不能忽略孕期 产前检查

很多准妈妈会嫌孕期检查非常麻烦，认为十多次检查对于自己和胎儿来说很多余，事实上十多次孕检少一次都不行，十来次孕检分别处在不同的孕期，每次检查的重点都是不一样的，其实很多孕检只有在特定的时期才能得出准确结果，不检查或是延误检查都会导致结果偏差，给自己和孩子造成严重后果。孕期前检查不仅是了解自身的情况，而且也是为了及时掌握胎儿发育状况。

爷爷曾经就接诊过这样一位孕妇，她由于孕期依然工作，比较忙和累，不满意医院的收费和服务态度，原本定于某天的产检，她没有进行，拖了整整两个星期，后来终于抽空到医院来检查，结果却发现她患上了妊娠期并发症，造成胎儿发育不良，必须终止妊娠。这位准妈妈感觉非常伤心和苦恼，因为她并没有感觉有太多的不适，很奇怪为什么还是要终止妊娠。后来，爷爷告诉她，有些疾病不会显现不代表不会对胎儿造成影响，何况这个病若早点儿来是可以保胎治疗的。没有定期检查，就酿成了大错，所以每位孕妇都要重视孕期产前检查。

孕期第一次产检是在察看怀孕情况，初步了解胚胎，除了身高、体重的测量，尿常规和血常规都在检测范围内，B超检查也是需要的，还得加一项地中海贫血检查，如果家里养了猫或狗的，还得检查孕妇身上有没有携带寄生虫。第一次产检虽然是最为复杂的，但是这也是全面了解孕妇身体状况，为之后的检查和妊娠做好充足的准备，对于这次检查，准妈妈一定要有耐心。

第二次产检的内容包括体重、呼吸还有血压等，在这次产检当中，最最重要的就是唐氏筛查，计算出胎儿畸形的风险指数，所以必不可少，虽然过程有些难受，准妈妈必须12小时内不吃东西才能得出准确结果。

而第三次产检是最为关键的，除了常规的检查需要之外，还好做B超察看胎儿有没有大的身体畸形，准妈妈保持好心情并且多活动身体，这样有利于检查效果。

自怀孕第8周开始，产检必须每两周做一次，在第7次产检当中，会测量准妈妈盆骨的一些数据，由此判断胎儿是否能顺利分娩。有些准妈妈没有做好测量盆骨的产检，最终导致难产。

在分娩之前，需要每周做一次检查，切勿因为临产而掉以轻心，很多胎死腹中的情况就是在这个时候发生，做产检不仅是为了检查孩子发育，更是保证准妈妈的健康安全。

04 B超检查不是越多越好

随着科技的发展，准妈妈们在孕期做B超是非常有必要的。B超是声波的一种，声波最大的优点就对人体没有太大损害，但是国外科研团队在准备进行流产的孕妇身上做了相关实验，后来发现流产手术之前做过B超检查的孕妇，术后观察她的胚胎已经产生了一定的异常，出现了充血。所以很多国家发出倡导，如无特殊原因，不要对孕妇过多使用 B 超。准妈妈做 B 超并不是越频繁越好，也不能过早就去做 B 超。

爷爷曾经在门诊坐诊时认识了一位年轻的孕妇丽丽，当时她怀孕属于孕早期，但是经常看她来门诊。爷爷还以为她生病了，询问她的病情时，没想到她笑了笑说"这不，第一次怀孕嘛，所以要做到防患于未然，没事儿就来做 B 超检查，早发现早治疗。"孕妇重视自己的健康这无可厚非，但是不能过度重视或盲目重视，身体不舒服赶紧过来检查，但是没有什么不舒服的地方就在家里好好休息，所以爷爷告诉丽丽，B 超没有想得那么神，况且检查次数太多，搞不好没有病还给检查出病了。

像丽丽这样孕早期孕妇其实不必做 B 超，怀孕不到 12 周不用做，但是如果阴道出血，一定要做 B 超检查，排除先兆流产、宫外孕等意外情况，以便医生做出保胎或是终止妊娠的决策。在不同时期做 B 超，也有各自不同的用处。

在怀孕 12—26 周的时候做 B 超，这是为了察看胎儿的发育状况，并且确定孩子是一胎还是多胞胎。怀孕 20—25 周的时候做一次 B 超，胎儿经过了发育，可以更详细地了解胎儿发育状况，胎儿位置不正也是在这个时候确诊的，某些畸形胎儿在这个时候已经显像了，况且，二十多周的时候也是胎儿大脑发育最快的时期，此时胎儿的组织发育都能让医生看得比较清楚，这个时候来筛查畸形胎儿比较合适，有些孕妇有习惯性流产或是曾经因为不明原因流产过的孕妇，做 B 超检查胎儿是否异常。再来就是怀孕后期，第 37—40 周的阶段，这一次的 B 超很重要，胎儿的位置、发育情况还有胎儿的身体测量数据都是在这次 B 超中得出的，这最后一次 B 超也是为分娩做准备。

下面来说说因为意外情况不得不做 B 超的，早孕时期，患有盆腔包块的准妈妈，要做 B 超配合治疗。再就是前面提起过，需要确定保胎或是终止妊娠的，检查宫外孕也需要做 B 超。孕前经期不正常，无法明确估计怀孕时间的，需要做 B 超。经常有些孕妇在孕期患上妊娠高血压或是妊娠糖尿病，怀孕晚期要用 B 超检查胎儿状况，患上妊娠并发症的准妈妈只有通过 B 超才可以更精密地察看胎儿。

B 超也分好几种，普通二维黑白 B 超、彩色 B 超，俗称彩超、四维彩超还有阴式 B 超，四维彩超很少用到，最后一种主要是用于检查妇科疾病，最常见的就是前两种，然而除了 B 超还有很多产前检查是非常重要的，准父母们不要因为迫不及待看孩子而忘记其他检查哟。

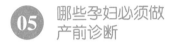

05 哪些孕妇必须做产前诊断

有很多人会说，在我们父母、祖辈那一辈人中，他们没有进行产前检查，但是他们的孩子依然活蹦乱跳的，为什么我们还是要花那么多钱做那么多次产前检查？这话有一定道理，毕竟的确不是每位孕妇都要做产前诊断的，但是产前诊断依然发挥着不可替代的作用，某些有特殊情况的准妈妈还是要定期做检查。

爷爷原来待着的科室就曾经过接诊过这样一位孕妇王女士，当时她已经快 40 岁了，她曾经有过一次怀孕的经历，而且孩子生出来很顺利，自己认为自己了解了怀孕的流程，而且明白自身不是习惯性流产体质，所以在怀二胎的时候，没有坚持定期孕检。然而近期她忽然感觉胎儿不动了不踢她了，过了没几天就见红了，阴道流血而且有妊娠物排出，王女士到医院来的时候面色苍白、四肢无力。爷爷赶紧对她进行 B 超检查，结果发现胎儿已经停止了脉搏，也就是说几天前就胎死腹中，并检查出王女士患有妊娠并发高血压，这是导致胎死腹中的主要原因，爷爷马上联系几个医生展开抢救，后来死胎被引了出来，随之而来的还有不少暗红血块。经过几个小时的抢救，王女士生命体征逐渐平稳，并且保住了子宫。王女士的胎儿活动异常，但是因为没有及时孕检，以致差点酿成大祸。

目前某些孕妇是特别需要注意孕检的。第一是高龄产妇，医学上 35 岁的孕妇即被认定为高龄产妇，在这个年龄以上生育，孩子患有先天性疾病的可能性远超于其他孕妇，高龄孕妇传给胎儿的染色体的畸形率非常高。

有遗传病史的准妈妈，夫妻当中一方有家族遗传病或是曾经生下过患有遗传病的孩子的，去孕检，由医生来判断妊娠的风险，或终止妊娠或继续保胎。

有心脏病的孕妇也要记得去孕检，患有先天性心脏病或是生下过先天性心脏病的孩子的孕妇要做检查，因为这些孕妇能不能继续妊娠取决于她们心脏的承受力，如果不检查强制继续妊娠，胎儿流产、死胎的发生概率很大，而且先天性心脏病很有可能会被遗传给孩子。

还有少部分孕前或是孕期中接触过有害物质的准妈妈也要去检查，因为这些有害物质可能导致孩子发育畸形。

常规的检查不仅有 B 超，还有胎心监护以及对孕妇血糖、血压的检查，这些都是为了察看孕妇是否患上了妊娠期并发症。

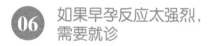

06 如果早孕反应太强烈，需要就诊

早孕反应对于孕妇是一大挑战，很多准妈妈因为早孕反应吃不好睡不着。早孕反应有三种分类，第一个是晨吐，在晨起刷牙或是吃早餐的时候会有恶心干呕，但是还是能吃下东西。第二个是中度剧吐，不仅是在晨间恶心呕吐，只要是白天都会随时有可能呕吐，最后一种则是妊娠剧吐，会使准妈妈持续不断、接二连三地呕吐、恶心，时间一长就令孕妇身体的电解质不平衡，更为严重的还会引发神经系统的一些不良反应。

爷爷曾遇到过一位妊娠反应比较严重的准妈妈小雯，事实上她的妊娠反应一开始不是特别严重，但是她对于妊娠时期的一些注意事项不太在意，吃了点儿不洁食物，急性胃炎发作导致恶心呕吐。当时也正处于孕早期，就这一次呕吐，使她妊娠反应加重，轻度呕吐转为了重度呕吐，小雯觉得是因为肠胃的关系，因此没想过要到医院治疗。但是随着时间推移，呕吐愈演愈烈，这才去了医院治疗，爷爷确诊这不是因为肠胃问题，而是由呕吐引发的重度妊娠反应，因为营养摄入状况不好，再晚些来说不定就要终止妊娠了。

　　所谓的重度妊娠反应，就是指频繁呕吐，喝口水或是什么都不吃依然吐，胆汁、血都吐得出来，随之而来的就会有酸中毒、电解质紊乱，小便次数越来越少，感觉浑身乏力，每天都想睡觉，怎么睡都睡不够，有时候走路都有可能晕倒。准妈妈一旦有了以上症状，一定要提高警惕，因为你可能就是重度妊娠反应，一定要马上到医院就诊治疗。

　　肠道功能紊乱、饮食不善等，都可能是重度妊娠反应的导火索，去医院就诊不仅补充流失的电解质，而且医生还会根据个人情况建议准妈妈服用一些药物，补充人体必需的微量元素和维生素等。然而再好再贵的药物，也比不上食物，重度妊娠反应能进食本来就很不容易，所以不要强迫自己去吃不爱吃的食物。某些吃饭速度很快的准妈妈也一定要注意，吃饭的时候要细嚼慢咽，如果吃太快了，消化系统压力大，可能更不舒服。

　　重度妊娠反应，预防也是关键，不要暴饮暴食，不吃油腻的食物，不要一顿饭吃太多肉类和煎炸的食物，不能喝碳酸饮料、冰镇饮料。然而意外都是之前无法想象的，当妊娠反应靠饮食调理和生活习惯的改变依然无法改善时，准妈妈们一定要及时就医，否则长此以往会殃及胎儿。

07 切忌根据偏方盲目保胎

　　在我们身边流传了许多保胎的偏方，什么松子茶、燕窝还有人参等，主要都是中医的方子，我们对于中药偏方不能盲目听信，因为中医的药膳不是简单的食物和草药一锅煮那么容易，而是在中医理论的指导下，需要按合理的药材和合适的重量炖煮，绝非随便搭配，如果没有扎实的医学知识而自制药膳，会对母亲和胎儿造成无法挽回的影响。

　　曾经有这样一位孕妇，她来到爷爷所在的医院做检查，正巧是爷爷看诊，爷爷在看了她B超报告后，严肃警告她一定要好好保胎。她一脸委屈地说，现在基本上每天躺在床上没有出去。于是爷爷很疑惑，就问她饮食的问题。这个时候她又一脸自信，说她经常吃婆婆煮的药粥，味道好，药效应该也不错。听到这里，爷爷就觉得不太对劲，于是把她的家人也叫了进来，告诉他们不要再给孕妇随便煮药粥或是别的药膳了。

说起专为孕妇进补的偏方，那可数不胜数，谈一谈最常见的几个。喝蜂蜜大家都知道能通便，并且对身体还有很多其他好处，蜂蜜当中又首推蜂王浆，但很少有人知晓，蜂王浆喝多了会导致胎儿性早熟。此外再好的补品也需要代谢走，如果吃太多补品孕妇无法代谢，肾脏的负担会加大，目前有发现的案例有孕妇吃了太多蜂蜜制品，结果腹泻导致流产。

人参是名贵补品，可是人参名贵的原因之一就在于它能大补，再者人参对于人的脑部中枢神经和循环系统都有一定的刺激作用，吃过人参之后常见的会出现精神高度兴奋、失眠或烦躁，准妈妈吃过人参后可能睡眠不足，而胎儿对于人参的承受能力十分有限，准妈妈吃太多人参可能导致死胎、流产。

很多家庭信奉"吃什么补什么"的定律，所以自开始怀孕时就到处寻找不同动物的胎盘，其实，动物胎盘、鹿角胶还有鹿茸等药物都是属于性偏温热的药材，是补阳之物，然而孕妇在产前最好吃性平的食物，就算如果非要补阳，也要在医生指导下吃阳性食物。

民间还盛传吃桂圆有助于安胎，这也是个大误区，在中医的理论中，产前最好应该吃偏凉性的食物，准妈妈在怀孕期间内火都比较旺，便秘的情况比较普遍，而桂圆又是非常容易上火的食物，又在准妈妈体内"烧一把火"，内火重的情况有增不减，严重的话会发生流产。

孕妇在怀孕期间最需要的是叶酸等营养成分，但是补充叶酸的最佳方法不是吃补药吃药粥，而是每天均衡膳食，从水果还有蔬菜中摄取，柑橘、菠菜等都是不错的选择，将它们列入准妈妈的食谱，每日所需营养不仅得到了，而且还可以控制体重和血糖血脂，准妈妈是要吃好，但更要吃对。

08 保胎不当伤元气，危害大

　　虽然目前来说医疗手段越来越发达，而且人们的保胎意识越来越强，但是胚胎死亡或是流产的比率还是在走高，所以很多准妈妈刚怀孕就四处找关系、托人寻求滋补良方，实际上孕妇滋补只需要通过均衡的膳食即可，只要能尽量克服早孕反应，不挑食偏食，就不需要额外再进补。虽然说孕妇营养不良会有流产、早产的危险，但是孕妇营养过剩也不是好事，胎儿变成巨婴会对分娩造成困难，准妈妈每天摄入的营养除了一部分被胎儿吸收，剩下的都被准妈妈自己吸收了，很多转换为不必要的脂肪，而且营养过剩还可能导致妊娠并发糖尿病和高血压。

　　每年都有很多孕妇因为进补不当而住院治疗。曾经爷爷就治疗过一位孕妇，家庭条件很好，自打确定怀孕开始，每个月就是 2000 多元的"燕窝费"，专门用来买燕窝给她滋补。燕窝的确是名贵补品，适当吃是有一定的滋补功效，但不是每位准妈妈都适合燕窝，不是每位准妈妈都需要补品，保胎最重要的是每日饮食搭配，而绝非各色营养品。后来爷爷和这位孕妇及其家人有过一次长谈，发现在保胎措施方面还有很多误区，专吃燕窝就是其中一个典型的代表。

　　怀孕早期存在一些自然流产，但是绝大部分自然流产是由于染色体异常导致的，在这种情况下应当理性对待，这是自然的优胜劣汰，能自然流产未必不是好事，因为染色体异常胎儿即便能生下来也不会健康，在怀孕早期需要做很多次检查，包括胎心检查、做 B 超等，这些都是为了确认胎儿是否存活，如果胎儿持续出现异常，必要时不得不终止妊娠。

　　在保胎时期，有些准妈妈会接受注射或是服用药物，常见的有黄酮体、维生素 E 等，这些药物能保胎，但是一旦使用不当会对胎儿造成不利影响。黄酮体主要是注射用，但是黄酮体虽然能保胎，要是如果没有遵从医嘱而过量食用，会损害胎儿健康，尤其是对于男孩来说，孕早期就大量使用可能会让胎儿性腺发育不正常，或是外生殖器发育不良。而且黄酮体会降低宫颈收缩程度，如果胎儿最终不幸流产或死胎，流产会不完全并且会使死胎滞留于子宫中过久。

最后就是一些中成药和中药，切记不要因为这是中药就放松警惕，还是要严格按照医嘱来，不能随便吃药，某些中药吃进去后还是会导致阴道流血或是流产，而且不要按照别的孕妇的保胎方来抓药，每个准妈妈身体情况不同，保胎方式和药物也有所不同。

 09 双胎妊娠和单胎妊娠
不是一样的体

很多双胞胎出世之后，会发现其中一个孩子体重过低或发育不良，这都是由于单绒毛膜双胎妊娠所导致的后果，母亲体内胎盘的资源分配不均匀，某个胎儿对胎盘的享用超过50％，这样导致另外一个胎儿在子宫内生长受限，生长受限如果情况轻微，那么可能孩子只是发育不良，若是生长受限非常严重，有可能出现流产、死胎等意外。

我的朋友小雨就是这样一位先欢喜再忧伤的双胞胎孕妇，在她身上出现了罕见的妊娠并发症，她怀的双胞胎两个都是男婴。因为知道爷爷是经验丰富的妇科医生，专门找到爷爷询问了很多需要注意的知识。但是在孕晚期的时候，其中一个胎儿死亡了，无法估计死亡时间，但是另一个胎儿还健康地活着，这不仅让小雨大受打击，而且也为主治医师增添了手术的难度，甚至很难抉择到底直接终止妊娠，还是让小雨提前分娩。爷爷对此感到很遗憾，也很好奇为什么好端端的同卵双胞胎就这样死去了一个。爷爷在仔细察看了小雨的到医院检查记录后，就不觉奇怪了。原来小雨没有按照预定时间到医院来检查，看见小雨和家人伤心的泪水，在场的医护人员无不一同难过。这又能怪谁呢，双胎妊娠的妊娠、生育风险都大大超过单胎妊娠。

首先是产检，每位孕妇都需要做产检，而且做的次数都不少，但是双胎妊娠的准妈妈产检次数更要多，双胞胎准妈妈的怀孕时间也比较长，一般会超过 9 个月，前 6 个月需半个月进行一次产检，后 3 个月每个星期都要去一次。还有极个别的情况，如果双胎共享一个胎盘，那么危险会更多，也就意味着产检也要增加次数，做产检不仅是为了检查孕妇，也是为了检查胎儿的成长状态。

双胎准妈妈行动更不便，尤其是在孕中后期，睡觉也成了一大挑战，睡姿不正让宝宝发育不好，最好采用侧卧的姿势，尤其是左侧卧的睡姿，缓解沉重的子宫对主动脉的压迫，这样胎儿供血更充足，不能仰卧，否则准妈妈会感到头昏脑胀、恶心和呼吸困难等。

在分娩的时候，双胞胎难度更大，相当一部分双胞胎胎位不正，所以大多数都是采用剖宫产，只有胎儿健康、妈妈健康，而且胎位正的时候才可以采取顺产。

双胞胎一定要及早确定，一旦确定后要采取相应措施，防止较之单胎孕妇更容易发生的妊娠并发症，在孕早期这段时间极易发生流产，准妈妈们一定要注意安全。

10 体重增加过多不一定是好事

在我国，尤其是在城市中，妊娠期糖尿病和巨婴症的发病率越来越高，所以孕妇体重增加过多一定要从饮食习惯上开始改变。

有一个常年在医院工作的小护士，她负责的孕妇林小姐，短短几个月时间，从孕前体重不到 90 斤飙升到 140 斤。小护士把她带来给爷爷看，爷爷问她为什么长得这么胖？林小姐说，家人们天天围着她转，一日三餐都特别丰盛，家里家外什么事儿都不用做，自己只用安心卧床保胎，这才让这体重如同脱缰野马。胎儿成为巨型婴儿最近在朋友医院里越来越多，体重增长过快首先会对孕妇自身健康造成威胁，有的直接就患上了糖尿病或是胰腺炎，孕期准妈妈体重增加幅度是很有讲究的。

第一步，准妈妈在孕前要算出自己准确的 BMI 数值，即体重的千克数值除以身高的米数值然后再平方，BMI 数值小于 18 的就是被认定为极瘦，孕期体重增加 20 千克为最佳，若是 BMI 数值在 18 到 20 之间，那么准妈妈体重只需增长 13 到 17 千克，如果 20 到 23 千克的正常体型，增加 12 千克体重为宜，还有一些肥胖体型的准妈妈，增加 8 到 11 千克就不需要再增加了，因为自身体内本来就有一定的能量储备。同时要提醒准妈妈的是，这个 BMI 数值计算法只针对一次一胎的，体重增加和胎儿数量有关系。

在孕早期，孕妇都深受早孕反应的困扰，这时候孕吐、吃不下，但是这段时期也是胎儿发育成长速度最快最关键的时期，体重增加 2 千克就可以了，这个阶段某些孕妇孕吐过于严重，但是一定要坚持进食。孕晚期，孕吐反应会日渐轻微，这个时候也千万别着急吃太多，每个阶段胎儿发育都有其规律，吃太多食物，营养过剩，剩下的无法吸收的营养就全部被准妈妈吸收走了，最终变成脂肪。

孕期孕妇体重增长过快或是过慢，对于母婴来讲都不是好事，体重增加过快，婴儿体型太大给准妈妈分娩造成障碍，生下来的孩子也容易有新生儿低血糖；而体重增长过慢的话，孩子多半是低重儿，这样的宝宝很多都体弱多病。所以孕期准妈妈的体重增长应当保持平稳而且增长速度应该比较缓慢，要控制饮食，不要造成营养过剩等不良后果。

11 一定要对"溶血症"提高警惕

溶血症是一个很常见的疾病，有很多患者患过此病。那什么是溶血症呢？溶血症是母亲对体内没有的血型产生抗体，攻击婴儿，RH 型溶血症一般不在第一胎出现。

很多医学证明溶血症的患得有很多原因，那具体原因有哪些呢？原因就在于胎儿或新生儿血液中的红细胞被溶解掉了，这样的情况发生在胎儿与母亲的血型不符合，在这样的条件下，胎儿体内就会进入通过胎盘带来的营养物质，其中包含了母亲血液中的抗体，以此来溶解红细胞。

　　而黄疸是新生儿溶血症的主要症状，若是病情较为严重，则可能导致新生儿贫血，同时伴随着水肿等现象。

　　什么样的情况才可以称之为胎儿与母体的血型不合？下面我们从两类血型来分析：一类是大众血型，也就是我们常见的 A 型血、B 型血、AB 型血和 O 型血。举个例子来说，如果父亲的血型为 A、B、AB 三种血型之一，而母亲的血型是另外一种血型，即 O 型血，新生儿的血型则很大的可能性不是 O 型，那么这样的情况则称为胎儿与母亲的血型不符，原因在于妈妈的 O 型血中会有这种血型的红细胞，而且红细胞中的血浆必然会带有抗其他血型的红细胞抗体，这些抗体会通过胎盘伴随着营养物质进入胎儿的体内。会与宝宝 A 型或 B 型红细胞中的 A 抗原或 B 抗原发生溶血反应，产生溶血症状；另一类则为稀有血型，例如 RH 阴性血和 RH 阳性血等，例如一位 RH 阴性血的母亲与 RH 阳性血的父亲产生的胎儿血型为 RHA 阳性时，就会发生血型不合。

　　上面讲述了一些血型不合的典型例子，但大家不要误认为母子血型不合就一定会发生溶血，溶血症发生的概率并没有大家想象中那么高。首先 A 型、B 型、AB 型和 O 血型血这四种常见血型发生不合反应的概率仅为 20％ 左右，其次，即使母体与胎儿血型不合，真正会导致新生儿患溶血症的概率更是低于 5％。而那些稀有血型产生不合的概率就更低了。

　　那么，如果发生溶血，它的具体症状又有哪些呢？研究表明，患者表现出腹部积水、全身水肿、皮肤瘀斑，呼吸困难、心率快等现象则是溶血症的一般临床表象。严重可能会致死。新生儿患者通常在出生后的 24 小时内会出现黄疸，这是最早出现的症状，随之会进一步出现其他症状。其中有胎儿发生水肿主要是因为 RH 溶血病，水中的主要原因是严重的贫血导致肝肺功能障碍、心血衰竭，致使毛细血管通透性增高和低蛋白血症。

　　既然溶血病有如此大的危害，我们应该采取什么样的措施尽量预防溶血病的发生呢？研究表明，溶血症的易患热群通常为胎儿为第二胎，或是曾有过妊娠初期先兆性流产的孕妇。所以符合这种情况的人一定要提前去正规医院做检查，排除意外情况，如果最后检查结果有指标超出正常值，那就需要进行人为干预来进行控制了。而就人为控制来说，不同的情况都会有所不同，夫妻双方只要配合医生治疗就好。但如果准爸爸准妈妈没有选择人为干预的话，母亲体内的抗体会随着妊娠期的加长而增加，从而加大胎儿患溶血症的概率。特别是那些高危情况的女性，在怀孕后，必须定期到医院做检测，一般情况下，一个月就要进行一次复查，时时了解胎儿身体情况。

对于溶血病，我们应该一起提高警惕，不容忽视。

12 不能忽视妊娠高血压疾病

当一个女人在妊娠期时，需要注意的问题也会接踵而至，疾病也会偷偷侵袭，对于这些疾病，我们需要重视。其中需要广泛关注的就是妊娠期的高血压，这种病的特殊性在于它是孕妇特有的疾病，对于胎儿和母体都会造成极大的危害。妊娠高血压疾病产生的原因有很多，最常见的有受刺激致使中枢神经系统功能紊乱或精神过分紧张；营养不良，如低蛋白血症者、贫血等；产妇的家族有高血压的病史，尤其是她的母亲也曾患有此疾病。

爷爷小区就有这样一个患有妊娠高血压疾病的妈妈，她开始并不知道自己患有此病，后来周围的人都发现她手脚有很严重的水肿现象。爷爷偶然间看到了，出于经验，建议她去医院检查。于是她来医院检查，才得知患有此病，经过一段时间的治疗才痊愈。

当然，妊娠高血压这种疾病也有轻度与重度之分，其中轻度患者通常现象为血压小幅度的提升，这时就需要采取一些方法控制血压，否则就会逐渐恶化。其中，会伴随着水肿现象，这一类现象会先从脚踝开始，然后从下至上蔓延，一般脚踝部位以及小腿伴有明显凹陷性的水肿，且经过休息后还不消退者极有可能为妊娠高血压疾病患者。各种疾病都有其相对应的治疗方式，妊娠高血压也不例外。首先，要学会休息，适当减轻工作量，并且要保证充分的睡眠时间。一般情况下在家休息即可，必要时需要住院治疗。

其次，在睡觉时应该注意躺卧的姿势，以左侧卧姿势为最佳，因为这样可以减少子宫对腹部的静脉和动脉的压力，利于子宫内的正常血液循环。最后，要注意饮食，应注意摄入足够的维生素、蛋白质，并要补充足够的铁和钙剂。有人认为需要严格控制食盐量，其实这是一个误区，若是长期坚持少盐反而会引起低钠血症，而且也会影响食欲，不利于营养的吸收。妊娠高血压疾病的危害很大，我们一定不能忽视。

⑬ 致畸因子对孕期不同阶段的影响

致畸因子是指药物、病毒、辐射和化学物质等可能会损伤正在发育中的胚胎或胎儿的一些外界因素。这些因子都会对胎儿有很大的伤害，会危害胎儿的健康和生命。

爷爷见过许多不小心使孩子畸形的孕妇，知道孩子畸形时他们常常感觉天都塌下来了，殊不知正是因为他们生活中的疏忽造成了这些情况。爷爷说致畸因子存在好多地方，包括孕妇的吃、喝、娱乐等，大多数都是隐形存在的。

在怀孕0—3周时，也就是通常所说的着床前期，此时致畸因子是非常不稳定的，我们应该多加注意。

怀孕3—8周是器官形成时期时，是致畸因子处于敏感的时期，对此要特别小心。在此期间，胚胎会发生一系列复杂而迅速的变化，大量的细胞分裂迁移并形成人体器官的雏形。在此期内如果孕妇受到有害物质的入侵，胎儿发育就容易受到影响，严重者会导致自发性流产。

怀孕9周以后就不容易导致畸形了，孕妇此时可以稍微放心了。怀孕9周以后直至分娩前为胎儿期。这一阶段胎儿的器官已基本形成，主要发育活动则为胎儿组织器官的进一步完善。此时期对致畸因子的敏感性会相对降低。在不同的阶段，致畸因子的影响有很大的不同，所以作为怀孕的妈妈应该注意每一个阶段，特别是致畸因子敏感的阶段。

准妈妈们一定要在各个方面注意致畸因子。

14 孕期病毒感染预防措施要做足

妊娠期间是准妈妈最美的时光，也是准妈妈最敏感的时间段。

爷爷科室里有个小护士，在做了准妈妈之后，格外注意自己的身体状况。出于工作上的便利，她每个月都会做一次产检。在怀孕三个月后，她不小心感染了流感，她十分担心自己和宝宝的健康状况，向爷爷咨询解决办法。爷爷在看了检查报告后，给了她一个治疗方案。那么对于孕妇而言，需要知道：孕期是怎么感染上病毒的呢？又应当怎样预防呢？

处于妊娠期的孕妇容易通过呼吸道、肠道消化系统等感染上各种流行病毒。乙肝等病毒还有可能通过血液传染给孕妇。而像人免疫缺陷病毒（感染后会引发艾滋病）这种病毒一般是通过吸毒（注射）传染的。

病毒性感染的传播绝大多数是在病毒携带者和易感人群之间进行的，通常称这种传播为水平传播；而孕妇染病后传染给自己腹中的胎儿这叫垂直传播，由于孕妇一般免疫能力低于正常人，所以更加要注重保护自己不受病毒感染，尽最大的努力产下健康的宝宝。

防止孕妇在孕期病毒感染要从孕前做起，首先要提高孕妇自身免疫力和提高抗病能力，这是最重要的，其次营养平衡和饮食卫生也要做到，避免接触传染病患者，最后，孕前要做体检以筛查身体内可能潜在的细菌病毒感染。在怀孕期间，要尽量避免参加大型公共活动，避免到人流量大的地方，不要过度疲劳，还要保持愉快的心情。在妊娠期间若发现感染了病毒，要及时到医院就诊，听取专业医生的意见。

15 阴道不规则出血不能讳疾忌医

女性的美丽之源——生殖系统，也就是我们俗称的卵巢，对女人的容貌、气色、身材、皮肤等各种健康问题都起到至关重要的作用，所以女人爱护自己首先要从自己的卵巢开始，保持平和的心态，作息规律，饮食健康，注意个人卫生等等这些都对女人的卵巢保养有很大的好处，需要我们在日常生活中，点滴小事中培养良好习惯，习惯形成了，下腹也不凸挺了，眼袋也没了，皱纹也少了，痤疮也没有了，色斑也消失了，美丽自然就有了。由此可见，女性生殖系统的健康对女性的意义十分重大。

很多女性都遇到过阴道出血的情况，这是一个常见的妇科病。造成阴道出血的原因各种各样，有些比较轻微，但也有一些阴道不规则出血时间长了会发展成更为严重的妇科病，给生活带来诸多不便，甚至影响女性生育下一代，所以女性朋友们一旦发现自己阴道出血，一定要引起重视，及时到医院做检查。是妇科病中的常见症状。

出血的主要类型如下：

1.月经量过多且月经周期比一般一个月一次要短一个星期甚至是半个月。

2.子宫不规则出血：月经周期不规则，经期延长但经量正常。

阴道不规则出血的饮食注意事项：

1.宜吃滋补作用的食物，忌吃刺激性食物。

2.宜吃富含微量元素及纤维素的食物，不要吃动物脂肪和乳糖。

3.宜吃水果，蔬菜，粗粮，不要吃腌制食品。

16 孕期不能用清洁剂清洗阴道

从确定自己怀孕那天起，到宝宝平安诞世，在这十个月里，妈妈们为了保护孩子，有众多的禁忌事项。例如，饮食均衡，避免剧烈运动等，但其中有一事项应该引起妈妈们的注意：在怀孕期间不能用清洁剂清洗阴道。

当过妈妈的人都知道，在怀孕期间，白带会增多，一般来说，如果没有什么特殊的变化，这是在孕期的正常现象。这是由于怀孕期间，女性的雌激素分泌旺盛，而且孕妇的阴道及宫颈等部位血流速度加快引起白带分泌增多。对于这种现象，很多准妈妈都会感到惊慌，为了保持清洁，选择使用清洁剂清洗阴道，希望能够保持阴道的清洁与卫生，但是，殊不知，这种行为会给腹中的宝宝带来很大的伤害。

爷爷接诊的一位准妈妈小美就遇到过这样的情况：一家人从知道怀孕那天起就开始欢欢喜喜地迎接新生命的到来，谁知道，等到孩子出世的那天，却等来了一个有着轻微畸形的孩子。这一结果，让原本欢喜的一家人的心情有了一些阴影。她来到爷爷所在的科室，通过向爷爷询问，才知道，正是由于小美在怀孕期间频繁使用清洁剂清洗阴道，才致使了孩子的畸形。她说，因为是第一次做妈妈，很多事情不清楚，发现自己的白带增多，内裤常常湿润，起初她想使用护垫保持内裤清洁，后来开始经常使用清洁剂清洗阴道，虽然她心理上觉得干净了很多，但是白带增多，外阴湿润的情况并没有得到改善，以至于最终怀胎十月后，却迎来了这样的结果。

这件事，给了她很大的打击，同时，也给更多的准妈妈提了个醒。身体上的细节不可忽视。

鉴于使用外阴清洁剂对怀孕妈妈的伤害是弊大于利的，因此医生们都是不赞同使用清洁剂清洗阴道的，但是，孕期阴道潮湿，白带增多的现象，又该如何改善呢？首先，准妈妈们在平时就要多注意一下个人的卫生，保证每天更换内裤，保证穿舒适合体的内裤，白带异常的时候使用护垫保持内裤的干燥，其次就是每天都应该用温水来擦拭外阴，保持外阴的清洁。如果实在是放心不下，可以在温水中添加少量的盐，可以起到杀菌清洁的作用。最后，若是使用了含有化学成分的物体，一定要及时反复地冲洗。

希望大家能够从那些不幸的家庭中，汲取些许教训。注意自己的个人卫生，不乱使用化学用品。

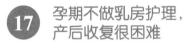

17 孕期不做乳房护理，产后收复很困难

一个女人在孕期是十分美丽而动人的，也是十分值得关心和照顾的，特别是自身，要懂得每一处的护理，作为一个孕期中的女人，乳房护理是十分关键的，倘若这一点被忽视的话，产后恢复是特别困难的。

爷爷说她接诊的孕妇很少有人对于乳房进行护理。其中就有一个典型代表小北，小北在怀宝宝时根本就不注意自己，更别说乳房护理了，她每天对自己的乳房不管不问，任由它发展，有时候觉得有些不适也不去注意，最后等自己生完孩子，母乳也很少，乳房也下垂了，特别难看。如果乳房在孕期不进行护理的话会导致妈妈身材走形，失去原来的美丽，还会给自己的乳房带来很多伤害，最重要的是孩子喝到的母乳也有可能不足。

乳房的护理有很多讲究，十分精细，需要我们特别注意。处在孕期的准妈妈们可能都会感觉到乳房在孕期内逐渐膨胀，为了不因为乳房膨胀使自己的胸部与身材不相符合，有的孕妇就穿上很紧的乳罩，以此来限制乳房的膨胀，还有些孕妇为了舒服干脆就不戴乳罩了，这两种做法都会对乳房产生不利影响。准妈妈可以准备松紧适宜的乳罩，既不束缚乳房的正常发育，又可以保证分娩后的正常哺乳，乳房既没有下垂，也没有变大，保持了乳房的形象美丽。

每天坚持按摩乳房可以促进乳腺导管的发育和成熟。加上一些专门的按摩精油或有利胸部发育的护肤产品涂抹按摩效果更佳。此外，睡觉时不要经常性地侧向固定的一边睡，这样容易使两边乳房大小不一，所以要均匀地两边侧睡，当然，也可通过适当多按摩小的乳房来促进其增长。

在怀孕期间加强对乳房的护理好处多多。首先，按摩可以刺激乳晕和乳头，可以强化乳头皮肤的强韧度，方便以后婴儿吸吮母乳；其次，发育良好的乳房还能使产妇的产程缩短，刺激乳头时间越长效果就会越明显。而乳房也属于生殖系统的重要组成部分之一，乳房的良好发育是有利于生产的。

各位孕期的妈妈们，要注意孕期乳房护理哦，不然产后很难恢复。

 18 不能轻视妊娠期便秘

女性怀孕后，准妈妈们需要操心和受难的东西越来越多了。从刚开始的孕吐到后来的辗转不能眠，都是折磨人的，而常见的便秘问题在准妈妈的身上表现得更为突出。因为便秘的原因，很多准妈妈面色无华，毛发枯黄，出现脸上有色斑等问题，长期便秘的话，其产生的毒素会进一步在体内堆积，甚至还会引起各种不良症状。

那么便秘是怎么产生呢？怀孕之后子宫变大会压迫到直肠，导致排便的困难，而且孕激素也会减慢肠蠕动，再加上一些心理因素造成了准妈妈的便秘。

但很多准妈妈对孕期便秘问题并不很重视，爷爷看过的检查中，大多数妈妈都遭受了便秘之苦，但依然没有人重视。以菲儿为例，菲儿在怀孕前就是个大美女，皮肤光滑、白嫩，但怀了宝宝之后，不停地进补，身材走样还不说，由于便秘问题，皮肤变得粗糙无光，漂亮的脸蛋上也长出了色斑，油亮水滑的头发也变得毛糙。大家都说怀孕的女人最美，但菲儿这样黯淡无光，美丽无从说起，做妈妈的喜悦感也少了许多。于是菲儿找到了爷爷，爷爷看过之后，给出了一些建议，菲儿的情况有了很大好转。

　　孕妇便秘原因主要由两点引起。第一，怀孕后肠蠕动减慢，食物长时间停留在胃肠内水分减少，从而变得干硬。不能像孕前那样正常排出体外。一旦大便间隔时间超过48 小时，粪便就会干燥，造成排出困难，这便是孕期便秘了。第二，怀孕之后出于各种原因孕妈妈会减少活动，不利于肠道肌肉的运动。同时，子宫对肠道也有压迫作用，更难以使粪便排除体外，便秘问题进一步加重。

　　所以说孕期便秘既有准妈妈们自身身体的原因，同时也有她们自己生活方式不正确的因素。

　　而对准妈妈来说，首先要保持合理的生活习惯，多吃蔬果杂粮，多喝水，多运动，保持身体机能良好运转；其次，便秘治疗也宜采用食疗，而对药物治疗要慎用，因为很多药物对肠道有刺激性作用，不利于营养吸收，最终导致胎儿营养不良，更严重者，会导致子宫收缩，造成胎儿流产。

　　其次还有一些小妙招也多便秘大有疗效。比如早上一杯热牛奶，晚上睡前一杯蜂蜜水，中午饭后添水果，坐下的时间不超过两小时，饭后锻炼慢慢走一走。这些都是很管用的办法。

　　所以说孕期便秘虽是小，但稍不注意，不仅是妈妈遭受无法言说的折磨，宝宝也可能受到严重危害。所以孕期便秘要引起足够重视，准妈妈们也要多加注意，才能够做美丽健康活力的辣妈，生出强壮健康的宝宝。

19 孕期内千万不能拔牙

　　怀孕期间，千万不要对牙齿大动干戈。在孕期如果牙齿出现严重情况，建议做暂时性的缓解治疗，拔牙等侵入性治疗都应该延后到产后进行。

　　怀孕期期间拔牙究竟有多不可行，爷爷讲述的故事中晓枫的经历就给我们提了个醒。年仅 24 岁的晓枫已经是一个两岁孩子的妈妈了，但这并不是她的第一胎。晓枫在三年前怀上了第一个孩子，可就在第三个月，晓枫多年的蛀牙突然疼的厉害。毫无经验的晓枫，毅然前往医院，准备拔牙！她的丈夫没有经验，不以为意。尽管爷爷再三提醒她三思，但固执的晓枫在犹豫了几晚后，被牙疼折磨得再次做了这个决定。在丈夫的陪同下，这牙算是拔了。接着状况就出现了，拔牙后的几天，牙龈依然出血不止，最后竟然心痛地失去了肚子里的孩子！

这个例子足以证明拔牙的危险性。孕期内，准妈妈做任何决定一定要谨慎考虑。如果你是因为难以忍受疼痛想要拔牙，那么你就要想清楚后果。此时拔牙不仅会因为出血造成对胎儿的影响，还有一些不良刺激的影响，孕妇处在敏感的时期，一点点的刺激可能就会造成无法弥补的结果。

如果孕妇的牙齿问题已经严重影响到了日常生活，迫不得已需要治疗，那么也最好在怀孕的中期。因为前三个月孕妇的胎像一般不稳，胎儿的发育也至关重要，很容易使得胎儿流产，也有可能形成畸形儿。而在怀孕的晚期，在胎儿快要出生的第 7—10 个月时，妇女最好不要受刺激，否则会导致早产甚至流产。在拔牙前做好充分的准备工作。要保证患者精神良好放松，避免因为精神紧张诱发其他问题。麻醉要进行完全，以免因疼痛导致子宫收缩从而引发流产。

从上面可以看出孕期内我们不仅不能拔牙，还要尤其注意口腔问题！

孕妇应该坚持每天刷牙两次，必要时可以使用专用漱口水，要采用正确的刷牙方法才能保证口腔的清洁，养成良好的生活习惯对细菌的预防有极大的好处。另外，还可以合理使用牙线清除牙齿缝隙的菌斑和软垢。还有像木糖醇这样的无蔗糖的口香糖，可起到抑制细菌和清洁牙齿的积极作用，对减少口腔问题也很有好处。

晓枫的例子给所有准妈妈敲了一个警钟，希望妈妈们口口相传，都能使宝贝健康地来到这个世界！

⓴ 孕期不能随便用 护肤品

对于准妈妈来说，护肤品可能成为隐形杀手，它里面的所含有的化学物质会对肚子中的孩子造成很大的伤害。准妈妈们请谨记，慎用护肤品。

有些孕妇为了美丽，随意用了一些护肤品，最后导致了很多危害。有些护肤品会影响孩子的健康进而导致孩子畸形。报纸上就经常有准妈妈用护肤品带来问题的事件。

爷爷就认识一个漂亮的孕妇琳儿。琳儿是一个追求时尚潮流的准妈妈，怀孕期间看着别的女人头发的颜色染的非常漂亮，出于爱美的心理也想把自己的头发染成其他的颜色。可是却没有想到，自己漂亮了，却对胎儿造成了一定的伤害。最后因为总感觉肚子不舒服，担心孩子会出现问题，就找到爷爷，经过检查和诊断，还是没能够保住孩子。染发剂的危害不用我多说大家都知道，可能会引起准妈妈的皮肤癌或者乳腺癌，而且对于宝宝来说还会导致胎儿畸形。还有很多准妈妈也都非常喜欢香水，怀孕后仍然没有停止使用。但是很多香水中含有一种人工麝香，都知道麝香对于孕妇是十分有害的，它有扰乱内分泌等副作用。

那这就意味着孕期中的妈妈不能使用一切护肤品了吗？其实也没有这么绝对啦，准妈妈还是可以用的，只是需要慎用。准妈妈们可以使用纯天然成分的孕妇护肤品，这是为孕妇专门设计的，不会伤害到准妈妈和宝宝。另外，需要谨记的是，准妈妈们千万不能化妆，这对宝宝是有很大影响的。对于这一类护肤品，准妈妈首先要结合自身情况和自身需求去选择自己的护肤品，不能盲目选择那些纯天然，无害的，这样虽对孩子没有什么危害，但是徒劳无功啊。也不要乱听他人推荐，要买正规的有知名度的产品，这样自己用得放心，效果也很好。

爱美之心人皆有之，作为孕期中的妈妈也是有的，但是妈妈们一定要谨记孩子的安全健康是最重要的，为了孩子们，慎用护肤品哦！

孕妇洗澡忌讳多

作为一个孕妇，她的衣食住行任何方面都要得到最好的注意和照顾。就连洗澡这个看起来很平常的事也应该特别注意，对于一个孕妇而言，洗澡的忌讳还是很多的。

孕妇在洗澡时出现状况的情况也较多。有些孕妈妈由于洗澡时间太长，导致卫生间里堆满水，然后孕妇走路本来就比较艰难，进而在水的推动下而滑倒，导致流产。还有的孕妇由于穿的鞋是塑料的，比较滑，在有水的卫生间里特别容易滑倒，最后造成无法挽回的恶果。所以洗澡的时候鞋的问题也应该重视，它可能会成为杀手。除此之外，孕妇穿的睡衣也要注意，要穿质量好的，纯棉的，不能穿化学物质太多的劣质衣服，尽量穿宽松舒适的睡衣，不要为了美，穿很紧的衣服。在洗澡的时候要慎用沐浴露和肥皂，有好多化学成分比较多，对胎儿的发育影响很大，尽可能用纯天然、无刺激的、有权威的、专为孕妇设计的产品。

一般怀孕以后不建议孕妇进行盆浴的，因为盆浴时水会经过阴道，阴道是连接外界与子宫的通道，容易出现感染。另外，坐浴还容易引起窒息，所以淋浴的方式是比较科学的。还需要注意的是，孕妇洗澡时水温不能太高，特别是在妊娠早期的时候，孩子对温度十分敏感，温度不适会影响到孩子的正常发育。孕妇淋浴的时间不要太久，孕妇一般情况下行动是十分不便的，这样的洗澡方式她们比较容易接受。重要的是，对孩子而言，有利于孩子健康成长，对孩子的发育有很大的好处。孩子健康，全家才会更加放心。

在其他方面，首先卫生间要通风，保持室内空气良好。因为孕妇的汗腺跟平时比起来，更加容易出汗，湿湿的皮肤与外界接触过久，就容易发生感冒。而且在夏天，准妈妈们可以每天洗两次，因为身体的汗液分泌旺盛，保持身体清爽也能够增强孕妇的舒适感。

作为一个准妈妈，不要认为洗澡忌讳多是件麻烦的事，这都是为了妈妈和宝宝一起快乐成长。

22 总是吃喝睡是不行的，动得少反而伤胎

　　孕期的女人是受人关心和照顾的，丈夫和朋友们都会让她们特别小心，她们也许会因为怀孕而放弃工作，还可能就每天闲置在家，什么事都不做，更严重的是有的准妈妈每天就待在家什么都不想，只是吃了就睡睡了就吃，其实这样做是很不对的，医学证明总是吃喝睡，动的少反而更加伤胎，对宝宝的发育特别不好。

　　邻居王阿姨家的儿媳妇晓琳由于年轻，也是第一次怀胎，家人对她特别重视，不让她做任何事，每天让她吃喝睡，也不运动，最后她不仅身材走形，而且总感觉肚子有点不舒服，明明自己保护得很好却不知道问题出在了哪里。后来正好去的是爷爷所在的医院，爷爷建议她改变生活习惯，不能像以前那样只吃喝睡，并且适当地锻炼身体，她照做了以后自己的身体舒适了，宝宝也健康了。

　　一些孕妇有时候总是睡一下午或者一上午，这样孕妇不但不觉得舒服，而且身体经常会有很多不适的症状，很多时候腰酸背疼，严重的时候还会因为腿部血液不循环而导致抽筋，这样都是很痛苦的。宝宝因为这样也会在肚子中感到不适的。对于总是喝的孕妇，像那些奶茶、饮料、咖啡里面都是含有对宝宝的有害物质，不能轻易地乱喝。所以啊，总是吃喝睡的孕妇并不是对胎儿有益，很多时候反而会伤胎。

　　作为一个孕妇，虽然不能经常乱动，有时候去散散步，做做简单而轻松的运动，听听音乐，做些自己想做的事，这都是对胎儿很好的。

23 孕期动作不能太大

　　孕期中的女人有着自己独特的女性美，相比自己以前而言更具女性的魅力，她们的

母性更加浓厚，对自己肚中的胎儿有着格外独特的感情，她们深知他们与自己密切的关系，因此她们十分关心和特别照顾这些小生命，希望他们能茁壮长大，为了他们能平安健康，自己做了很大的牺牲。但对于孕期的妈妈们，做事动作不能太大的。

爷爷曾经说过有位农村孕妇小李，她的遭遇很让人惋惜。虽然怀孕了，但也不忘去地里干活，有一天地里活特别多，天气又特别热，她为了早点干完活回去休息便加快了干活的步伐，可是没想到一不小心摔倒在地里，导致流产，自己的孩子就这样没了，她很伤心，家里人也责怪她，可是现实就是这样。

肚子中的宝宝是有羊水保护的，但是有时候会因为孕妇动作太大而导致羊水破了，这样的话宝宝就会受到严重影响，除此之外，怀孕期间动作太大的话肚子会感到明显的疼痛，这样不仅准妈妈难受，对孩子也会带来伤害。

离预产期近的一个月差不多就是妊娠晚期，此时孕妇肚子明显增大，体重也跟着大幅增加，身体局部浮肿和血压升高这些情况都很常见。这时应尽量减少体力劳动，家人要注意照看，但孕妇也不能总是躺着不动，可以做一些力所能及的事情。注意不要提拎重物，会引起过度劳累。长时间蹲着、站着、弯着腰也对身体有害，会压迫腹部导致胎儿不适，甚至流产或早产。

需要骑自行车上下班的准妈妈们，在怀孕后最好改换其他交通方式，6个月以后，坚决不要再骑自行车，因为发生危险的概率极大，并且上下车时易出现意外。孕妇选择锻炼时，尽量选择散步这些轻微且动作小的运动，不要跑步、举重等消耗力气且动作幅度大的运动。

怀孕后如果医生没有嘱咐特殊的安胎需要，我们可以做一些轻松的活动，来舒展一下身体，为宝宝提供更好的孕育环境。我们可以选择饭后和家人一起去公园散散步，和朋友出去喝下午茶，和朋友们多聊聊天。有时候还可以去上瑜伽课，学一些简单的并且对孩子有益的动作，有一些针对准妈妈的辅导班也是有益的。闲暇时可以和亲人朋友一起去环境优美，空气清新地方散散心，可以看一些有益的电视节目，尽量让自己的怀孕生活更加丰富多彩。

孕妇在孕期动作不宜太大，但是适量的运动是必需的，这些都是为了孩子更好的发育。

24 绝对不能忽视室内 甲醛的危害

大部分新婚夫妇都是在结婚后就搬入新房，后来双喜临门妻子很快就怀孕了。这时候，害人的甲醛就开始出来作祟了。

装修后是很常见问题就是甲醛超标，很多家庭也因此头疼。甲醛是一种无色有毒气体，常温下与空气混合可以形成爆炸性混合气体，国家规定室内甲醛浓度必须小于 $0.08mg/m^3$，而厂家为了追求最大的利润使用不合法律标准的材料装修新房导致室内甲醛超标，这种现象是很常见的。甲醛的影响虽是因人而异的，但对孕妇的影响却是同样十分严重的。

爷爷在逛家居城的时候，正好认识了一位从事销售木地板的工作的孕妇，而木地板中含有大量的甲醛，她也听说过甲醛对胎儿不好，但是迫于生计她还没有打算辞职。后来心里还是有点担心胎儿的健康，就在第10周和老公去医院做了一次检查。正巧是爷爷看诊，爷爷看到检查报告后直说他们是不负责任的父母，怎么可以拿胎儿的生命开玩笑。因为孕妇长时间待在甲醛含量过高的环境中，不仅各方面会出现不适，严重的，会通过胎盘影响胎儿的健康，可能会出现胎儿死亡的现象，最后在爷爷的劝导之下，那位孕妇立刻辞职安心养胎了。

甲醛对孕妇的危害十分严重，它会导致胎儿畸形甚至流产。准妈妈在怀孕期间身体比较脆弱，甲醛不仅会导致孕妇身体不适，更会严重影响胎儿的健康，很多小事在孕妇身上都要放大看，因为那是两个生命。

准爸妈在气体甲醛的问题上，一定要具备一定的防范意识，主动出击是最好的，为了下一代的健康，一定要多多注意室内环境的改善。

25 孕妇切勿使用电热毯

在寒冷的冬天，很多人使用电热毯加热。对风湿性疾病来说电热毯具有很好的疗效，能减少发作。但对孕妇来说，那可是有很大的危害，我身边也有这样的例子。

爷爷就正巧见到过因为电热毯差点失去孩子的孕妇。原来这个孕妇的家人都特别宠爱她，什么事都依着她。去年冬天的时候她丈夫被派到外地出差，她一个人睡觉怕冷就用电热毯取暖，家里婆婆也劝过，但她就认定坏事不会发生在自己身上，所以婆婆也拗不过，每天整晚地开。后来有次娘家人来看她，发现她怀孕了还用电热毯，才知道她经常睡不好，偶尔还鼻孔出血的症状，立刻就拉着她去了医院检查。幸运的是，及时发现了，不然可能就会失去小孩了。

人的身体长时间在高温躺着睡觉会降低睡眠质量，有的电热毯质量不好，严重时会出现漏电现象。此外，电热毯有电磁辐射的作用，会使人体淋巴细胞减少导致免疫力下降，对呼吸系统也会产生影响，因为高强度的微波使心律加快呼吸不畅，严重时会出现抽搐的症状。这些危害都是不能忽视的。

各位准妈妈，在寒冷的冬天你可以在被子里加上一层柔软的毛巾被，这样可以减少身体接触被子时的冷感。也可以用热水袋或者让老公暖被窝。总之，孕妇切勿使用电热毯。肚子里孕育着一个小生命，准妈妈要注重生活的每一个细节来呵护宝宝的健康。

26 孕妇不应该常去公共场所

在孕期，准妈妈们似乎都不约而同地选择了尽量减少外出，待在家中，可是有一些女性，却偏偏是任性而为，从而给自己和家人都带来了很大的伤害。

爷爷的一个病人就是外来的游客。这位孕妇是老公小张带出来旅游散心的，就选择了当地的一个旅游景点，既能让老婆开心，又能对环境安心。两人欢欢喜喜地出了门，想要感受一次美好的二人时光。可是，偏偏天不遂人愿，尽管小张考虑缜密，却还是百密一疏。妻子站在台阶上准备照相的时候，突然冲出来一个小孩子，小孩子根本没有注意到照相的两个人，小张还没来得及提醒妻子，便看到妻子因站立不稳，从楼梯上跌落了下来……

其实，不只是小张，如今新闻中，有不少关于孕妇去公共场合发生意外的事件。从台阶上跌落，在人群中受到碰撞等，孕妇外出时总会遇到各种意外事件。由此造成不可估量的后果，让人们心痛却也无奈。

在公共场合中，经常会有一些高分贝的大喇叭、扩音器在高声叫卖，这些噪声的出现，都会影响到孕妇的情绪，一旦孕妇情绪受到影响，严重的还会引起血压的升高，这些对于胎儿和妈妈来说，都是不利的。另外，由于超市、商场等大多数是封闭的室内，空气流通性差，环境恶劣，产品复杂，会有大量的传染性病毒的滋生，而孕妇们正是身体的抵御能力较差的人群，面对这样的条件，怎能让人们不担心？

有人说，既然公共场合，这么的"危机四伏"，那我们就只能待在家中了吗？其实不然，我们只是说，孕妇不应该常去公共场合，但是并不排斥适当的外出锻炼及散心。我们主要推荐准妈妈们去一些环境良好的公园等地方，避开空气嘈杂的闹市区、集市等交通错综复杂，人员多的地方，而鸟语花香，绿树成荫的小公园里，则是孕妇们首选的散步、锻炼的好去处。在丈夫或家人的陪伴下，漫步在绿树丛中，感受着来自大自然的清新的空气，享受着免费阳光的沐浴，与亲人谈谈心，聊聊最近身边的事情，这些都是简单却又无比幸福的事情。所以，准妈妈们，可千万不要因噎废食哟。

公共场合，因为公共，所以丰富；也因为公共，所以复杂。在公共场合中，可能会只是一个不小心，便留下了许多的遗憾。所以，准妈妈们，谨记一句话，孕妇不应该常去公共场合。即使有太多的诱惑，妈妈们出行都需谨慎，不可大意哦。

27 久站和久坐一样，也是不好的

　　孕妇久坐会压迫腹部臀部经脉和血管，特别是骨盆受到压迫会导致子宫血液循环不畅通，影响到宝宝的健康。但很多孕妇在上班时由于客观原因大部分时间都是坐着不动的，既然改不了上班环境，那么就要在下班后多做一些有益宝宝健康的事情，回到家中可将脚垫高，让足部静脉回流畅通，可减轻水肿的症状。同样，长时间的站立对孕妇的伤害甚至更大，孕妇长时间站立会引起过度疲劳，容易引起下肢水肿，带来行动的不便。

　　爷爷看过的好多孕妇都是上班族，有的是在公司上班，有的是在商场上班。在公司上班的有位妈妈每天要坐着工作 7 个小时，每天下班回家她都有腰酸背痛的感觉，每次都会让她老公给她按摩，这样才能舒缓一些酸痛感。还有个妈妈是在商场卖衣服，她每天都要站好几个小时，如果没有顾客的话，她就会一直站在一个地方，长时间下来，她就会觉得腿麻麻的，有时候特别受不了，严重的时候腿还会出现水肿的现象，为此她还特地去医院让爷爷检查了一番。

　　对于久站和久坐，我们还是有一些时间去应对的。对于习惯久坐的孕妇，建议最好多做一些运动，每隔一段时间起来活动活动筋骨，不但对身体很好，对孩子的发育也会更好，平时也要注意多喝水多休息。孕妇可以学习一些简单的动作，如瑜伽，还有一些简单伸展动作，这些都是对孕妇有很大的帮助。饭后可以多去散散步，调整一下心情。

　　而对于长久站立的孕妇，适当的走路很有必要，这样不但能够降低出现血液凝块的风险，而且还能保持体形。在孕妇需要长时间站立时，最好穿上医用护腿长袜，它能收紧孕妇腿部的肌肉，让双腿更舒服。

　　为了自己和胎儿的健康，孕妇们千万不能因为懒得动而久坐，久站哦！

28 孕妇尽量减少驾车次数

　　驾车对孕妇的伤害是很大的，准妈妈们应该为自己肚中的宝宝着想，尽量减少驾车的次数。准妈妈们可以乘一些交通工具，但不能乘坐过于拥挤的。如果乘坐过于拥挤的交通工具，在人多的地方会对自己以及胎儿造成很大的危害。准妈妈们是应该多被呵护和照顾的，要保护好自己的身体，因此孕妇们尽量减少驾车次数。

　　爷爷接诊过一个经常开车的孕妇，她经常开很长时间的车，很容易犯困、晕吐。她开始以为这只是孕早期的不适症状，并没有顾虑太多，后来越来越严重，于是便到爷爷所在的医院去做了检查。爷爷告诉她这是因为开车太多造成的，建议她少开车，并告诫她如果这样长时间开车，造成的流产概率十分高。听到爷爷的劝告后，她在怀孕期间就很少开车了，犯困、晕吐的症状也减轻了许多。

　　当然在现在的社会中，有好多女性是自己开车上下班。我们先且不说孕妇，就算是一个没有怀孕的女人，甚至是一个男人，在开车时静静坐在驾驶座上，多半身子都不动，时间短的话还好，时间一长，由于身体没有活动，几乎僵住了，而导致犯困，身体也不舒服。因为开车时，要一直坐在驾驶座上不能活动，导致血液流通不顺畅，出现一系列问题。倘若是一名孕妇开车，一旦时间一长，使子宫和骨盆受到压迫的同时，血液流通不畅，很容易导致胎死腹中的严重后果。这时准妈妈会出现一系列不适症状，通常容易晕吐、犯困、注意力不集中。而到了怀孕晚期，孕妇的肚子比以前大时，伴随而来的是反应不到正常人那么灵活，加之挺着大肚子，一旦发生碰撞，哪怕是轻微的碰撞，造成的后果要比平时严重得多。而且如果遇到需要急刹车的情况时，车子的方向盘容易撞击到孕妇的肚子上，而这样的后果是过度挤压而造成胎膜早破，严重的话是胎盘早剥。

　　如果准妈妈们驾车的话，记住一定要系上安全带。安全带对孕妇隆起的肚子是比较安全的，短时间的驾车对胎儿伤害不大，所以一定要是短时间的。同时还要注意开车一定要慢，千万不能带有情绪开车。就算是驾驶经验十分丰富的孕妇，也要注意平稳操作。在开车途中应避免紧急转向、紧急制动。

如果是在城区内驾驶，准妈妈们更应该时刻注意控制时速在40。当遇到其他车辆不遵守交通规则驾驶时，准妈妈一定要尽快避开，一切以要宝宝为重，要时刻控制好自己的情绪，在开车途中不要使用手机。准妈妈应避免在堵车的高峰期驾车，以有效减少坐在车上的时间。选择在不同的环境下开窗通风，闹市区尽量不打开车窗，车内不要放香水瓶等物品。在怀孕初期，准妈妈们会对这种东西十分敏感，有些味道会引起孕吐。此外，香水中的有害物质也很多，这种东西不能长时间的吸入，对大人孩子都不好。

准妈妈们为了自己的身体和宝宝的健康，应该尽量减少驾车的次数哦！

㉙ 孕妇不要老是对着电脑和电视机

有些准妈妈因为工作原因需要长时间地对着电脑和电视机，但她们并不知道电脑和电视机对母体以及她们肚中宝宝的危害是有多么的大。所以她们并没有对此给予很多的注意，而往往疏忽大意，以致酿成难以弥补的灾难。所以准妈妈们一定要记住不要老是对着电脑和电视机哦！

爷爷就接诊过一个特别喜爱看电视的孕妇。有一次她去医院去检查，爷爷听说她经常恶心、头晕，了解到她常常看电视，就告诉她，这些都是因为长时间对着电脑和电视机造成的，并且告诉她长时间这样有可能会导致流产。这位准妈妈听后，十分紧张害怕。医生告诉她，不要慌张。并让她加强户外锻炼，注意锻炼身体，提高自身的身体素质，保持乐观的心态不要焦虑和担心。就这样，那些症状慢慢地消失了。这位准妈妈才慢慢放下心来。

有研究表明，长时间使用电脑的孕妇早期发生自然流产的概率非常高。众所周知，长时间坐在电脑前，会导致神经系统及心血管系统的功能的下降。长时间坐在椅子上还会劳损肛提肌和盆底肌，而这些肌肉会影响到孕妇的分娩问题。长时间保持固定姿势会导致下肢静脉曲张，加重下肢的水肿。倘若准妈妈如果还玩游戏的话，你可知电脑游戏中的惊险场面和紧张的情节也会刺激到胎儿，影响胎儿正常发育。再者孕妇如果玩电脑而晚睡，得不到充足的休息和睡眠，对孕妇和胎儿发育也是很不好的。由此可知，孕妇特别是怀孕早期的孕妇，应避免长时间对着电视和电脑。

孕妇对着电脑和电视的时间每天不得超过 1 小时。孕妇的电脑前可以放些小型的仙人掌来吸收电脑的辐射，孕妇在电脑前要穿上防辐射服。在开机情况下，关掉显示器可以减少辐射。孕妇们看电视时距离要大于两米。一般来说，眼镜距离电脑显示屏的距离保持在 60 厘米比较好。为了自己与宝宝的健康，还是要提醒各位准妈妈，尽量远离电视和电脑，走出去多看看其他美好的东西，保持自己愉悦的心态和生活节奏，幸福地等待着小宝宝的降临。

第 五 篇

five

孕期营养大全：
构筑孕期营养金字塔

01 补充足够蛋白质，让宝宝健康发育
——三丝炒牛肉

　　无论在孕期的哪个阶段，营养的充足都直接影响到胎儿的健康。而在营养成分中，一个非常重要的成分——蛋白质，则起到了极其关键的作用。蛋白质对于胎儿来说就像是最根本的本原，蛋白质的充足可以保证胎儿健康的成长和脑部细胞的充分发育。

　　就像爷爷的朋友小艾一样，自从她怀孕开始，全家人好吃好喝地伺候着，生怕出现什么闪失。她也很注意安胎，饮食均衡，而且每天还做适当的运动。但是之后，她出现了身体水肿现象，全家人以为是怀孕正常现象，就每天帮她按摩，但情况没有好转，之后还出现了贫血、视力模糊、食欲下降没胃口等现象。

　　结果去找爷爷做检查，爷爷发现她的体内极其缺乏蛋白质，甚至因此导致肌肉的收缩能力下降很多，体内的平衡状态也被打破。最后，检查还发现胎儿有畸形发展的趋势，再这样下去还会导致胎儿出生后智力低下。家里人听到检查的结果感到非常惊讶，因为他们认为保证了孕妇的营养均衡就能够使得孕妇的身体健健康康，也能获得一个健康的小宝贝，而最普通常见的蛋白质则不需要特别的去补充。殊不知蛋白质作为参与制造肌肉、骨骼、血液、皮肤、制造新组织等既有重要生理作用的物质，随着孕妇怀孕的时间增加对蛋白质的需求会不断增加，如果摄入不足就会出现小艾的现象，影响胎儿的健康发育。但补充蛋白质不宜过量，不然会导致孕妇呕吐，也会影响胎儿发育。

　　对于蛋白质的补充孕妇不能依赖药补，应该在日常饮食上得到补充。牛肉，作为富含蛋白质的肉类是孕妇的首选，而且它还富含氨基酸，能够补中益气、滋养脾胃、安胎养胃的功效。洋葱、姜以及红绿青椒都是具有辛辣味的蔬菜，能够增进食欲帮助细胞的健康发育成长，这三者搭配牛肉是孕妇补充蛋白质改善体质的首选菜肴即"三丝炒牛肉"。

　　三丝炒牛肉色泽鲜艳，红绿搭配，带有微微辣味可以有效增加孕妇的食欲，而且营养丰富可以明显改善孕妇由于缺少蛋白质而引起的一系列症状，增强孕妇免疫力，从而

使胎儿健康发育成长。

所以说，对于孕妇的饮食安排除了注意均衡外，还要突出补充。由此来说选对食材尤为重要，不同成分的不同补充，才能保证胎儿的健康发育成长。

02 摄取脂肪，让宝宝大脑发育更棒
——板栗焖鸡

脂肪在女生中是避而远之的东西，大量囤积会影响身材，破坏形象。但是大家不知道的是，脂肪同样是人体重要的能量来源。但有些孕妇为了维持身材，不让身体走形，在怀孕期间仍对脂肪类食物避而远之，因而铸成了大错。

爷爷的一个患者是模特。因为职业关系，平日里时非常爱美，非常注意身材，怀孕期间，因为要考虑到产后复出，对饮食非常注意小心，总是小心翼翼地吃东西。虽然食物很均衡但摄取量不多，甚至有的摄入不足。到怀孕后期，出现了头晕、身体不适等症状。家人很着急，但没有意识到这是严重的问题，只是买了各种营养品作为食物的补充，并没有到医院去检查。虽然情况有所改善，但她的体重也随之增加，考虑到以后复出要工作，她不顾家人的强烈反对就又恢复了以前的饮食习惯。情况继续恶化，又继续买营养品补充。

这样周而复始地直到宝宝出生，一直没有到医院检查。起初宝宝没有显出异样，和其他宝宝一样健康快乐地成长。但随着年龄的增长，才逐渐发现宝宝说话比较晚，学东西都比其他宝宝慢一些。家里人就感到不对劲了，赶紧送去医院检查，结果医生说这个宝宝的大脑发育有点迟缓，智力水平偏低，是怀孕期间孕妇摄入脂肪不足引起的，虽然妈妈吃了许多营养品补充但仍不能满足孕妇怀孕期间所需的营养，而且她反复补反复放弃，导致体内对营养的吸收变差。严重影响到了胎儿的正常发育，尤其是智力发育。

医生建议孕妇补充养分应主要靠食补，而营养品只是辅助作用。一家人这才恍然大

悟，但后悔也没用了。

由此可见，脂肪对于胎儿的智力发展至关重要。脂肪是生命运转的必需品，它提供给孕妇及胎儿足够的热量，促进肠胃消化和吸收，从而促进胎儿的智力发展。同时我们知道孕妇补充营养应主要靠食物补充，不应依赖营养品，脂肪也不例外。

板栗中丰富的糖、脂肪和蛋白质都可以为人们提供营养，不仅可以作为小零食，还能作为保健品，起到补充营养的作用。据现代医学证明，板栗中的不饱和脂肪酸心脏及大脑的发展具有促进作用。板栗焖鸡作为一道孕期菜，可以使鸡吸收板栗中的营养成分，同时保留其自身含有成分，营养加倍，同时更好地使孕妇吸收，补充孕妇体内所需的脂肪，维生素等营养。从而促进胎儿的健康发育，促进胎儿的脑力发展，使宝宝大脑发育更棒！

因此，对于孕妇来说，营养均衡且充足很重要，生个健康的宝宝比什么都重要，宝宝脑力发展不容小觑，不能忽视。

03 提供足够碳水化合物，让宝宝有足够热量
——糯米粥

碳水化合物这个词大家想必常常听说，但是它在我们身体内的作用是怎样的呢？尤其是作用于孕妇以及孕妇肚子中的胎儿，恐怕很多人都不太了解。

其实，碳水化合物的功能很多样，随着它在体内存在的不同形式而区别较大。但是不可否认的是，它是人们获得能量最主要的来源，并且参与各项生理活动，组成身体的各个部分。是体内器官工作所需的燃料，大脑的主要能量来源。

对于孕妇来说，足够的碳水化合物是宝宝热量的来源，只有热量充足，宝宝才能健康的发育和成长。当孕妇体内缺乏碳水化合物的时候，孕妇往往会出现没有力气、感到疲惫、血糖低、容易头晕等状况，严重的可能会陷入昏迷，影响胎儿的生长发育。

爷爷的一位患者，怀孕时很注意饮食方面的均衡和健康，全家人通过各种方法给她补充营养，但忽视了碳水化合物的特殊补充。怀孕初期一切正常，可到了中期，她就出现了全身乏力、疲惫、头晕、心悸等现象。因为她对自己身体比较敏感和关注，怕自己的身体状况会影响到宝宝，所以及时到医院检查，检查发现是体内碳水化合物不足引起的，而且通过检查还发现胎儿发育异常，有变缓的趋势，因为孕妇没有足够的热量，胎儿也不会有足够的热量成长发育。爷爷建议补充碳水化合物尽量用食补，改善日常饮食结构，增加谷类、蔗糖、水果等食物。其谷类中的水稻、小麦尤为重要。

糯米作为重要的谷类食品受到医生的重要推荐。中医学上，糯米的性温常常被用来给人们补养正气，滋补身体。而糯米也是典型的能量的提供者，含有大量的碳水化合物，为人们供给热量。而糯米粥作为糯米进食的主要方式，其味道香甜，可以引发孕妇的食欲，同时补充足够的碳水化合物，为孕妇和胎儿提供足够的热量，维持孕妇的健康和胎儿的成长发育。

所以碳水化合物作为准妈妈和宝宝的主要热量、能量的来源，在孕期要补充足够。不过，任何事物都需要适量，碳水化合物也不例外，过量的碳水化合物会形成脂肪储存在体内，过胖的孕妇患妊娠高血压的危险就比较大了。所以说，定量补充，才能保证宝宝的健康发育和成长。

04 不能忽视的叶酸，全力预防胎儿畸形发育
——香菇油菜

叶酸中富含维生素B，叶酸是人体细胞生长发育所需的材料之一，对于骨骼中的细胞起到促进生长发育至成熟点的作用。大家听说的巨红细胞性贫血和白细胞减少症便是因叶酸缺乏造成的。孕妇怀孕期间体内叶酸所需量迅速增加，因为随着体内宝宝的骨骼发育，叶酸的需求量在增加，所以要求准妈妈要加强叶酸的补充。

一位患者欣欣，刚生完宝宝，全家人却愁眉苦脸，原来宝宝先天畸形。欣欣很痛苦，同时百思不得其解，自己在怀孕期间很注意饮食均衡，各种蛋白质、脂肪、碳水化合物都补充的足够了，而且每天还按时锻炼运动。全家人细心呵护，可以说已经到了无微不至的地步。怎么宝宝发育会是畸形呢。

后来，专门咨询了爷爷，爷爷发现她在孕期各种营养都补充了，唯独缺少了叶酸。但是孕妇所需的叶酸往往达到常人所需水平的四倍以上，对于胎儿的生长发育格外重要，直接关系着胎儿细胞生长和繁殖。如果孕妇对于叶酸的补充不足，可能造成胎儿出生的时候体重较低，或者唇裂等情况。如果在怀孕初期缺少叶酸，可能会导致胎儿神经管发育缺陷而致畸性。可是这个时候后悔也来不及了。爷爷强调，最好是在准备怀孕的之前就开始服用叶酸，怀孕的前三个月就应该补充叶酸，直到婴儿出生哺乳期过后。叶酸片是目前补充叶酸的主要方式，可以预防胎儿畸形，但过量食用也会引发中毒。不过，虽然常见的食物中都常常含有丰富的叶酸，例如油菜、菠菜、香蕉等，但是因为叶酸的不稳定性，所以真正能够为人吸收的叶酸却并不多。因此，选对食补进行叶酸的补充尤为重要。

香菇素有"山珍"的美名，它含有的丰富维生素和矿物质微量元素也是人体所需的。其中维生素 B 群可以有效地转化为人体所需的叶酸，且维持持久，是补充叶酸的重要食物。当香菇加入油菜进行烹饪时，会有效地保留油菜中的钙、铁、膳食纤维等成分，从而不但可以有效地补充叶酸和其他的营养，还可以降低血脂，增强孕妇的免疫力，促进血液循环和胎儿的健康发育，防止畸形宝宝出现。

因此，香菇油菜可以作为孕期准妈妈补充叶酸的首选菜肴，只有叶酸充足，才能全力预防畸形宝宝的出现，拥有健康宝宝是每个家庭的期望和幸福！

05 **吸收足够膳食纤维，防止准妈妈妊娠期便秘**
——豆苗银耳凉拌菜

　　孕期的女性常常会遇到尴尬而无奈的烦恼，那就是便秘。其实便秘常常发生在孕妇身上，因为怀孕后孕妇的体内会分泌大量的孕激素，使肠道运动减弱，而腹中的胎儿和子宫会压迫着肠胃，导致便秘。另外，孕妇大量进补高蛋白、高脂的食物，减少了对富含纤维素的蔬菜的食用，同样会引起便秘。便秘的常见性使孕妇经常忽视。然而，看似习以为常的小毛病，一不留神会酿成大错误。

　　一位患者怀孕的时候成为全家的皇后，每天爸爸妈妈都给她补充大量的高蛋白，高脂肪食物，营养极其丰富。怀孕初期身体还好，但随着胎儿的发育，肚子越来越大，便秘问题随之出现了。由于便秘是非常常见的问题，所以，她家没怎么重视，导致便秘越来越严重。连续一个多星期不排便，而导致腹胀腹痛，最后找到了爷爷。爷爷发现，她体内严重缺乏膳食纤维，所以导致排便不畅，而且由于时间太长了已经使小肠坏死了，所以不得不切除了小肠。爷爷还提醒如果再严重些会导致胎儿出生困难，影响智力发展。

　　由此可见，除了蛋白质、脂肪等营养外，膳食纤维在孕期也起到举足轻重的作用。

　　膳食纤维由于没有办法被人体吸收，但是却可以促进肠道的蠕动，使得人们排便的速度不断加快，达到防止便秘的作用。而且，怀孕期间不可以乱用泻药，容易造成早产或流产。所以增加孕妇体内膳食纤维只能靠食补。

　　膳食纤维分为可溶性膳食纤维和不溶性膳食纤维，常见的食物杂粮、蔬菜、水果、豆类等含量都很多。前者为可溶于水的，主要分布与果胶、黏胶等如各种水果、燕麦和豆类。后者为不溶于水的，市场上大多纤维食品都添加了这种物质。

　　豆苗作为麦芽类及豆类的双重身份，具有其他食物达不到的膳食纤维含量，而且在市场上容易买到容易烹调。银耳也同样具有丰富的膳食纤维，还含有丰富的维生素 D 能防止钙的流失，它具有的多种氨基酸、矿物质及肝糖为孕妇提供了充足的营养。两者的完美结合，可以为准妈妈提供足够的膳食纤维，同时它是通过凉拌的方式组合在一起的，可以更好地起到开胃、增加食欲的作用。

总的来说，豆苗银耳凉拌菜可以很好地保留两者中的营养成分为准妈妈提供足够的膳食纤维，增加孕妇的食欲。防止准妈妈妊娠期便秘，同时，保持准妈妈的心情愉快。

 **06 加强钙质摄取量——促进胎宝宝骨骼发育
——鲈鱼豆腐汤**

加强钙质能满足胎儿的身体所需，能让他们健康成长，也能使孩子更加强健，补充钙的方式有好多种，但值得推荐的还是鲈鱼豆腐汤。

胎儿体重中2%的都是钙，绝大多数的钙都在骨骼和牙齿中，身体中的矿物质大约是体重的5%。对于人而言，在1岁前和青春期生长发育是最快的，缺钙的直接影响孩子的身高、身材、牙齿的生长情况。

爷爷接诊的很多妈妈都不注意钙质摄取，最后导致胎宝宝骨骼发育不良，等孩子出生后就出现了一系列的缺钙问题。有些宝宝出生后喜欢哭，不容易入睡，还会有盗汗等情况，稍长大点会有厌食、偏食等症状。其实这些都是由缺钙引起的，由此可见补钙是一件很重要的事情。

鲈鱼豆腐汤简单易做，鲈鱼去鳞去内脏去洗净，片成鱼片，鱼头鱼骨留下备用。用调料将鱼片腌制好，腌大约15分钟的时候，在锅中加油烧热，将鱼头放进去，煎至焦黄。再倒入适量开水，放入葱段和姜片，大火烧开后转中小火炖煮。可以用炖鱼汤的工夫来处理一下配菜。将豆腐切成小块，蔬菜切碎，然后将鱼熬煮至汤变得浓白，再放入蔬菜，炖煮至熟调味。最后放入鱼片和油菜碎，待鱼片烫熟即可。

除了食用这道补钙汤，孕妇还应适当晒太阳，晒太阳要尽量多露出皮肤，增加皮肤对DV的合成，不要隔着玻璃窗。如果缺钙情况较为严重的话，那么可以适当通过口服药剂补充钙，不过补钙的同时还要补充维生素 D，使钙能够很好地被肠道吸收，需要注意的是不要喝牛奶的同时服用口服钙剂，因为牛奶中的脂酸会使得钙的吸收下降。补钙的方法有很多种，但补钙应适量，不能过度摄入，否则会适得其反！

 07 铁质不可少，预防准妈妈妊娠贫血
　　——猪肝煮菠菜

　　准妈妈经常会有妊娠贫血问题，这就意味着铁质是不可缺少的，我们强力推荐猪肝煮菠菜。

　　妊娠期间由于生理情况的不稳定，一些孕妇会出现贫血的情况，虽然贫血在生活中很常见，很多女性可能习以为常，但是对于孕妇而言就需要注意了，因为严重的贫血可能会影响胎儿的生长发育。孕妇贫血的症状有以下几种：轻度贫血者，一般面色苍白、头晕无力。病情较重者，整个人看起来就病快快的，不仅皮肤寡黄，还会部位水肿，精气神儿特别差，连头发都会变得干燥枯萎，这样很容易引起贫血性心脏病，在妊娠分娩的时候一不小心可能就成心力衰竭了。曾经就有一个准妈妈患上了妊娠贫血，她当时去医院检查后十分焦躁，爷爷告诉她应该补铁，给她强力推荐了猪肝煮菠菜这道菜。爷爷告诉她说，这道菜有利于准妈妈铁质吸收，补充铁，事后回到家中，家人持续一段时间每天都为她做猪肝煮菠菜这道菜，经过食补，这位准妈妈的情况明显好转了许多。

　　在这里给大家介绍猪肝菠菜的做法，首先是准备食材，猪肝、菠菜就行了。将菠菜洗干净后切成可以食用的大小，片好猪肝，然后一起放入沸水中滚熟，加入调料调味就行了。

　　菠菜中丰富的维生素和矿质元素铁都是人们所需的，对于需要补血的贫血孕妇们，菠菜和猪肝都是你们的好朋友，猪肝中丰富的蛋白质可以提供孕妇足够的能量。

　　铁作为血液中的成分，加强机体造血功能，还能调节呼吸，抗疲劳，增强孕妇对疾

病的抵抗能力。铁和蛋白质在一起构成血红素，构成血液中含量 99% 的血红细胞的主要成分。所以充足的铁量对于孕妇的贫血症状有很大改善。

需要补铁的准妈妈们，不容错过猪肝煮菠菜哦！

 ## 08 不可少的维生素 A，对宝宝发育至关重要
——胡萝卜炖牛尾

大家都知道应该是尽可能地让宝宝摄取足够的营养，无论是钙，还是铁，都要充足地摄取。除此之外，维生素 A 的充分摄入对宝宝而言也很重要，鉴于此强烈推荐胡萝卜炖牛尾。

维生素 A 能够起到有效的防皱效果，使皮肤变得更加的白嫩光滑，还能促进骨骼、牙齿的生长发育。胡萝卜富含丰富的维生素 A，多吃不但令粗糙的皮肤恢复正常，也能降低孕妇血压。

爷爷接诊的一位妈妈身体经常出现一些不适的症状，当她去医院检查时发现自己因为缺乏维生素 A 而导致胚胎发育不良，于是想尽一切办法去挽救这个问题。还有个妈妈不知因为什么原因流产了，通过几名专业的医生认真诊断后，发现竟然是因为缺乏维生素 A，这个妈妈听到消息后十分吃惊。

爷爷提醒孕妇可以多吃胡萝卜炖牛尾来补充维生素 A，既美味又制作简单。食材的准备也很简单，牛尾巴一根，胡萝卜一个，适量的口蘑、生姜。首先将牛尾切断后用热水洗净，然后是将胡萝卜切块，用清水将口蘑洗净，注意口蘑应该洗两次，这样更干净。接着是将牛尾，胡萝卜先放入锅中，然后加口蘑，最后加上姜，将水烧开，用文火炖三个小时，最后炖的剩下一般的水，再加一些盐，鸡精调味就行，这样色香味俱全，让人看了就流口水。孕妇在孕期这个时期胃口有时候不是很好，但是胡萝卜炖牛尾非常美味，让人难以抗拒，孕妇们可以一饱口福了。

此外，其实富含维生素 A 的食物很多，还有各种动物的肝脏以及肝脏制品、禽肉、牛奶等，对于胡萝卜素而言最好的来源是有色蔬菜，像我们吃的菠菜、辣椒、韭菜、芒果等都有很多胡萝卜素。

各位准妈妈们不妨试着做胡萝卜炖牛尾，这对孩子的发育有很好的帮助。

09 补充维生素 B_1，调节准妈妈神经功能 ——清蒸大虾

对孕期妈妈和胎儿而言，维生素 B_1 是很重要的，它可以调节准妈妈的神经功能，清蒸大虾就可以很好地补充维生素 B_1，孕妈妈们可以试一试。

维生素 B 大家族中的 B_1 对于孕妇和胎儿都很重要。如果孕期的妈妈缺乏维生素 B_1，那么孩子出生之后会携带尴尬的天生性脚气病，并且一出生就水肿、呕吐，喜欢在夜间啼哭。其实补充维生素 B_1 非常简单，只需要多吃谷类、豆类、坚果类、动物内脏、胚芽米糠等食物就行了。孕妇多吃含有维生素 B_1 的食物，可以有效调节准妈妈的神经功能，对准妈妈有很多帮助。

爷爷认识的一个妈妈曾跟爷爷说过孩子出生时的现象，她费尽千辛万苦生出孩子，满含泪水地看着自己刚出生的孩子，心情是那般欣喜和快乐，但是慢慢地她觉察到一些问题，孩子出现了全身水肿，体温相对于正常孩子都比较低，这时她非常心急，赶快来让爷爷查病因，通过一系列的检查，发现孩子出现这个状况的原因是因为准妈妈在怀孕期间缺乏维生素 B_1，妈妈听到这个消息后，内心十分纠结和愧疚。这个事实告诫了准妈妈要及时补充维生素 B_1，清蒸大虾就很不错。

这道清蒸大虾做法很简单，一学就会。首先准备一千克龙虾，还有齐全的佐料，比如葱、姜、蒜、醋、老干妈之类的。然后将鲜姜擦成姜末放在小碟中，还有就是把芥末酱也放在小碟中。接着是把香醋倒在姜末的碟里，一品鲜醋油倒在放芥末酱的碟里调制

成佐料。然后把龙虾放在蒸锅里，要用大火蒸上十来分钟，等它蒸熟后取出，然后给它调味，这样就可以吃了。面对如此美味的食物，我想很多孕妇都是不愿错过的。

除了做清蒸大虾去补维生素 B_1 外，我们还可以采用其他食物进行食补。大多数的绿色蔬菜都能够通过食补达到补充维生素 B_1 的作用。新鲜水果如橘子、草莓、樱桃、香蕉、柠檬、桃子、李子、杨梅等都有。动物食品动物的肝脏含有量也特别丰富，例如猪肝，还有禽肉中的维生素 B_1 含量也较多，所以鸡肉羊肉都可以适当地多食用点。在孕期的妈妈一定要特别善待自己，学学做清蒸大虾吧，益处多多。

10 摄取维生素 B_2，预防宝宝生长发育迟缓 ——奶酪菠菜羹

很多孕妈妈在孕期都很重视钙、铁、锌的摄取，但却忽视了维生素 B_2 的摄取，维生素 B_2 能预防宝宝生长发育迟缓，奶酪菠菜羹是首选。

有很多孕妇一怀孕气色就变得很差，脸上开始长痘，皮肤偏黄，又因为在怀孕期间不方便用化妆品修饰自己，所以变丑了很多。但是相对而言，还有一些人面色红润，气色更加好了。那么她们之间的差别在哪呢？其实，那些气色差的中大多数人是因为缺乏维生素 B_2 引起的。

维生素 B_2 在生长发育中占有重要角色，与蛋白质之间也有特殊的关系，还能维持视力。如果维生素 B_2 的摄入不足，那么生出的胎儿视力可能不太好。相反，如果摄入的过多的时候，孕妇的尿液则会偏黄。会加重肝脏的负荷，影响肝功能。平时的饮食中，鲜蛋、麦芽、黄豆粉、乳酪、全脂奶粉、杏仁中都富含丰富的维生素 B_2。

爷爷曾遇到一位准妈妈，她时常眼睛中布满血丝，嘴唇干裂，眼睛总是感觉疲劳，视力模糊，眼睛感觉酸痛，会时常流泪，角膜充血，她原本以为滴眼药水可以有帮助，但是滴了以后，发现并没有得到好转，而且变得越来越严重。于是她到医院去做检查，

爷爷告诉她，她是因为缺少维生素 B_2 而造成的，这位准妈妈听后，十分着急紧张，害怕缺少维生素 B_2 会对她肚中的宝宝造成影响。爷爷安慰她，让她不要慌张，告诉她可以用食补的方法来补充摄入充足的维生素 B_2，并推荐她吃奶酪菠菜羹这道菜，这道菜对补充维生素 B_2 有很大的帮助。

而且这道菜的做法十分简单，只需要菠菜 50 克，儿童新鲜奶酪 10 克。步骤也很简单，容易上手，只需要将菠菜洗净，在开水中煮熟，再捞出沥干，切碎拌上儿童奶酪即可。菠菜是时令蔬菜，冬季的时候生长成熟，食用菠菜对于婴幼儿的成长都有补充营养的效果。而奶酪的营养价值相应的比牛奶要高些，并且更容易被吸收。菠菜和奶酪营养价值都非常好，二者做成奶酪菠菜羹不仅十分美味，而且对补充摄入维生素 B_2 有很大的作用。

各位准妈妈们，不妨学习做做这美味可口有营养的奶酪菠菜羹吧！

11 吸收维生素 C，保护准妈妈骨骼牙齿——西红柿煮豆腐

维生素 C 对胎儿发育的作用也无可替代，如果妈妈体内的维生素 C 不足，就分泌不出足够的激素来维持妊娠，导致胎儿发育不良，严重的话会出现死胎或是流产。多吸收维生素 C，胎儿的骨骼发育就多了一份保障，能促进牙齿和皮肤等器官的生长，与胎儿牙齿相关的器官在子宫内就开始发育，如果这个时候维生素 C 补充不足，牙齿从一开始就没有长好，出生之后更容易出现龋齿或是牙损伤。

爷爷曾遇到过一位缺乏维生素 C 的准妈妈小白，她因为体内缺乏维生素 C，而且正处于孕早期阶段，孕吐使进食比较困难，时间有点久，之后她发现自己经常牙龈出血，就算没有刷牙，有时也会感到甜腥的口腔出血情况。牙龈一阵刺痛，以为是大病，怀揣着恐惧到医院就诊，爷爷检查告诉小白是因为缺乏维生素 C 造成的，必须马上补充维生素 C，否则胎儿可能不保，听到这话，小白才因自己最近的饮食不均衡而后怕，回到

家后想改善饮食但是又不知该从何做起，于是她的爱人给爷爷打了电话，爷爷便告诉了他一个孕妇补维生素C的好食谱——西红柿煮豆腐。

准备好豆腐、西红柿和葱花，先将西红柿放进锅里翻炒，西红柿炒熟后继而放入豆腐，然后加点儿米糊和调味料一块儿炖煮，将鸡蛋打成蛋液后浇上去，盖上盖子焖煮，最后撒上一点儿葱花即可。西红柿和豆腐鸡蛋一块儿煮，不会互相损害营养成分，而且味道口感都很适合孕妇，西红柿略带酸味，而鸡蛋和豆腐比较软，易消化不油腻，这道菜本身就具有止渴生津的功能，而西红柿对于孕妇来说不仅可以开胃，而且维生素C含量丰富。

维生素C的活动性较强，很容易流失，但是对于人们正常生活又是非常的关键，所以一定要保持充足的维生素C的摄入。孕妇能接触到的食物中尤以果蔬的维生素C的含量最为丰富，包括蕃茄、西红柿、青椒、芒果等，只要可以保证这些果蔬的新鲜，并且做菜的时候尽量保持食材的原汁原味，加工步骤越少，保存的维生素C就越多。

近些年，一些科学研究发现，维生素C对于胎儿脑部发育和智力成长也有千丝万缕的关系，维生素C还能有效阻挡妊娠时期准妈妈体内钙、铁的流失。维生素C能使细胞更活跃，减少细胞的松弛和倦怠。不过维生素C的摄入也要适量，最好谨遵医生的医嘱，因为如果不小心维生素C过量可能对胎儿不好，严重的一出生就患有坏血病，抵抗力和伤口愈合能力都会下降。

⑫ 摄取维生素D，促进宝宝骨骼成长——牛奶粥

提及孕妇需要的维生素，大家第一时间想到的会有维生素C、维生素E，但是总是忽略了维生素D，维生素D又称抗佝偻病维生素，对于宝宝骨骼成长是举足轻重的营养成分。维生素D可以促进身体对于微量元素钙和磷的吸收，从而促进骨骼、牙齿的

生长发育。钙、磷两种元素对于骨骼和牙齿的发育都起着关键作用，所以维生素的地位也很高。

准妈妈是维生素 D 缺乏的主要人群，准妈妈由于种种原因，无法到阳光下晒太阳，然而事实上，人体每天所需的维生素 D 大约只有 10 微克，成年人无需通过饮食仅靠紫外线合成就可以获得足够的维生素 D，但是准妈妈在怀孕期间，胎儿和自身都需要维生素 D，导致体内维生素 D 供应不足，在这种情况下，准妈妈最有可能的是骨质软化，因为缺乏维生素 D 到了一定的地步最先波及的是骨盆和下肢，最终会让一些关键的骨骼受到影响，如脊柱骨和胸骨，甚至出现很难治愈的骨骼畸形。

所以准妈妈及其家人一定要重视维生素 D 的摄取，多出去晒晒太阳，天气晴朗有太阳就多出去走走，不仅能放松心情，还能补充维生素，多吃一些富含维生素 D 的食物，例如动物的肝脏、鸡蛋、瘦肉和牛奶，这些都可以为孕妇补充维生素 D 增强体质。对于一些没有胃口的准妈妈来说，我这里有一个菜谱想给大家推荐，牛奶粥，做法简单，味道可口。

先准备好大米，倒入锅中煮至黏稠，然后将装粥的锅端起来，倒掉一些水，粥要干一点儿，再用另一个锅把牛奶煮好，最后将粥和牛奶混合到一块儿再煮一小会儿，若是孕妇喜欢吃甜食也可以在粥里面加一点儿糖，口感黏稠软糯。牛奶先前提到过，是富含维生素 D 的食物，光喝牛奶，牛奶有些腥味，所以用米香来中和是最好不过的选择，把口感调和了，而且味道也好。

但是任何维生素都是不能过量补充的，如果维生素 D 过量会产生呕吐、恶心等不良反应，所以不要吃太多补维生素 D 的药物。维生素 D 还能帮助钙质的吸收呢。

13 提供维生素E，让宝宝全面发育
——胡萝卜五色羹

　　大多数孕妇都知道维生素E的保胎功能。缺乏维生素E就有可能使得孕妇出现早产、流产等情况，甚至以后怀孕变得比较艰难，最直接的表现就是孕妇的外表变得不再年轻漂亮。所以安胎保胎一个重要步骤就是要补充维生素E。维生素E有另外一个名字，就是生育酚，从这个名字就看得出来，维生素E与维持妊娠正常息息相关，维生素E在各类绿色植物当中非常常见，若是准妈妈想从食物当中摄取维生素E，那么从动物肉当中是很难摄取到的，因为动物肉中维生素E的含量极少。

　　维生素E在人体内承担着保卫人健康的重要职能。首先它有抗氧化的功能，当维生素E进入到人体内后，它可以保证易氧化的物质例如红细胞不被氧化，保护红细胞从而确保各个器官组织的供氧不会发生问题。对于很多孕妇来说胆固醇过量是一大问题，维生素E还可以中和掉有害胆固醇。另外就是维生素E在人怀孕生育过程中发挥的作用，它可以提升女性卵巢机能，优化人脑垂体干叶促性腺分泌的功能，这样促进女性排卵，卵泡数量上升，适量的维生素E可以让孕酮的功效发挥到最大。

　　在爷爷曾经任职的医院里，准妈妈因为缺乏维生素E而引发流产的例子比比皆是，在一次医院组织的公益演讲当中，爷爷告诉了在场所有在备孕中或是孕期中的听众们，如果想要妊娠顺利、孩子健康，必须重视补充维生素E，何况即使是准妈妈这样，对营养需求很高的人群，也并不需要吃很多东西才能满足每天所需的维生素E，只需要简单改变饮食习惯，就可以满足所需。

　　爷爷向大家推荐的维生素E补充食谱，就是胡萝卜五色羹，菜如其名，这里面主要的就是五种不同颜色的蔬菜，有冬瓜、胡萝卜、玉米粒、冬菇以及黄瓜，先将这些食材洗净准备好后，锅内装好水，把冬瓜、胡萝卜还有玉米粒先放进去小火煮，煮熟之后，再把冬瓜粒放进锅里煮，最后一步才是加入黄瓜粒，煮10分钟就可以了，出锅之前用

盐调味，再勾芡一次就可以起锅了。

缺乏维生素 E，最常见的情况就是早产儿，所以为了胎儿健康，补充维生素 E 是非常有必要的。很多早产宝宝生下来就不健康，有的患有溶血性贫血。而为了治疗这些患有溶血性贫血的早产婴儿，通行的治疗办法就是使用维生素 E——生育酚，只要孩子把维生素 E 摄入足了，溶血性贫血、水肿还有过敏都可以自行消失。

维生素 E 不大稳定，在食物烹调过程中通常都会丧失一部分，若是想加强维生素 E 的吸收效果，准妈妈可以尝试维生素 C 和硒一块摄入。

six

第六篇

孕期健康食谱：

妈妈与宝宝的健康，吃出来

老 中 医 爷 爷 的
朋 友 圈 1

孕早期（9周以前）：
固本安胎提气血

【元气汤】

鹌鹑蛋白菜汤

【食材】

鹌鹑蛋 150 克，白菜 50 克，虾皮 10 克，生姜适量。

【做法】

热锅下油，将生姜片放入锅中爆香。放入虾皮和鹌鹑蛋到锅中爆炒至香味扑出。随后往锅中放入适量清水，焖煮 10 分钟。待汤沸腾之后，加入切好的白菜，焖着再煮 20 分钟，即可调味食用。

【功效】

鹌鹑蛋含有丰富的蛋白质，是高蛋白、低脂肪、低胆固醇的佳品，其含有的卵磷脂和脑磷脂可以帮助孕妈妈吸收营养，具有促进胎儿发育的功效；虾皮素有"钙的仓库"之称，营养价值高，钙质含量高；而白菜能清热去燥，益胃和气。

将虾皮、鹌鹑蛋和白菜一同煮成汤，孕早期的准妈妈多食用的话，主要是可以提升食欲，清凉去燥，因为孕早期，准妈妈的食欲不佳，害喜呕吐，此汤能增强食欲，而且营养丰富。但值得注意的是，白菜稍有微寒，用量不宜过多，并且一定要配合活血暖体的生姜来煮。

紫菜虾干汤

【食材】

虾米 50 克，紫菜 50 克，鸡蛋 2 个，芹菜叶 50 克，花生油、葱花适量。

【做法】

油入热锅后放葱花略炒，加入适量的水，再放入热水泡软的虾干，等水快开时加入芹菜叶和调匀的鸡蛋液，最后鸡蛋花浮在汤表面时，适当调味，将其倒入装有紫菜的汤碗即可。

【功效】

虾米中含有丰富的蛋白质和矿物质，钙含量特别丰富，防止准妈妈因为怀孕而导致骨质疏松骨骼变形。另外，虾米中的镁元素也可以使准妈妈的皮肤红润光泽有弹性，还可以保护孕妇的心血管系统。准妈妈怀孕时免疫力较弱，紫菜中的多糖可以增加细胞免疫和体液免疫功能，紫菜中还含有 12 种以上的维生素，可以为母体补充营养。鸡蛋中的蛋白质可以促进胎儿脑部的发育，有益于宝宝的皮肤。芹菜是没有禁忌的，孕期吃芹菜叶是很不错的选择，芹菜营养丰富，还含有蛋白碳水化合脂维生素，里面的纤维素还可以避免孕妇便秘。紫菜虾干汤含有丰富的营养，很多准妈妈孕期都喝这种汤。

冬菇瘦肉汤

【食材】

瘦肉 200 克，冬菇 200 克，生姜，盐适量。

【做法】

将冬菇泡好切片，用生粉、盐、酱油调肉。锅热加油、姜丝翻炒，加入冬菇炒 3 分钟。再将炒好的冬菇倒入煲内加水，慢火煮上 20 分钟，把调好味的瘦肉放入煲中，煮 4 分钟，加入盐即可。

【功效】

冬菇的营养价值颇高，含有大量的蛋白质和氨基酸，而且气味清香，味道鲜美，人们称之为"山珍"。这种营养价值高的香菇很适合怀孕早期的准妈妈食用，帮助提高孕妇免疫功能，香菇中的麦淄醇能够在人体体内转换为维生素 D，有效帮助人们吸收钙，对于孕妇而言，辅助补钙效果明显。再加上香菇配上瘦肉，不会过于油腻，增强孕妇的食欲，还可补血调气。

莲子猪心汤

【食材】

猪心 200 克，红枣 10 克，莲子 10 克，姜片少许。

【做法】

锅里放水，加入姜片，烧开。把洗净切好的猪心放入锅中焯上一两分钟，接着在换上四五碗水把猪心倒入锅中，再把准备好的莲子，红枣一起放入锅中用大火炖上 5 分钟，然后用小火煮一个半小时，加入适当的盐调味即可。

【功效】

莲子猪心汤是粤菜系的药膳之一，莲子、猪心的双效合一对孕妇的健脾养心有一定的功效。猪心中丰富的蛋白质和矿物质元素可以加强心肌的韧性，使心肌的收缩能力更为突出。同时，猪心能够安抚心神，对于睡觉喜欢做噩梦、失眠等都有很好的食用效果。不过，猪心的胆固醇含量比较高，本身胆固醇较高的孕妇要忌食。

莲子补心肺等内脏，对于身体脉络血液流通都有顺畅的作用，莲子中的棉子糖更是清甜可口的滋补佳品，无论是对产前还是产后的孕妇来说也都是不错的营养佳品。古人常说以形补形，莲子、猪心的搭配则是孕妇宁心安神的好方法。

【健康菜】

栗子烧鸡

【食材】

鸡块 500 克，板栗 200 克，白糖 20 克，葱姜盐适量。

【做法】

把板栗放入锅中煮 5 分钟，沥干倒入锅中翻炒，至颜色深黄盛出，锅中油烧热，加葱姜爆香，倒入鸡块翻炒，等鸡块的表面嫩黄，加水和调料，倒入板栗，大火烧开后转小火盖上盖，煮 20 分钟左右即可。

【功效】

栗子味道甘甜，含有丰富的蛋白质和维生素，在干果中可以称之首位，是孕妇不可不食的良品。准妈妈多食用有益于肾脏、胃，对于养气血、强经脉也都有很好很明显的效果；选择鸡肉与板栗相搭配，不仅在于鸡肉本身与其他的肉相比有较多的蛋白质，是高蛋白低脂肪的食品，也在于其味甘淡，鸡肉的肉质松嫩，滋味鲜美与色泽光亮的板栗相得益彰，能使害喜反胃严重的早期孕妇提高食欲。但孕妇也不可贪多，板栗不易于消化，少吃多餐则是一种好方法。

橙汁豆腐盅

【食材】

老豆腐 250 克，香橙 1 个，瘦肉末适量，黄酒、葱姜、淀粉适量。

【做法】

把豆腐切成大方块，然后在中心挖空，撒些干生粉，然后用橙汁和黄酒去拌瘦肉末，撒入少许的姜、葱末，然后放在小火煮沸的油里，炸成浅浅的金黄色。

最后再撒入橙汁到油锅中和湿淀粉一起，加入白糖，烧成浓稠香甜的汁，再淋在豆腐上。

【功效】

豆腐的营养价值高，价格实惠，营养结构和人体所需的很吻合，丰富的矿物质元素也可以满足孕妇的需求，天然无加工的油脂也可以很好地被孕妇吸收，实属佳品。早期的孕妇食用易于开胃理气，促进食欲、补脾益胃。橙汁中含有的有机酸则促进血液循环，对患有高血压的孕妇有益，橙汁中丰富的维生素对女性而言是美容的天然佳品。

不过孕妇不可过多食用豆腐，否则可能造成人体对其他营养吸收出现障碍，甚至出现腹胀、腹泻等剧烈反应。

葱油蒸鸭

【食材】

肥鸭1只，葱、醋、花椒、生粉适量。

【做法】

将生粉抹在鸭的身上，然后将葱切成葱段，接着将鸭块放入油锅中炸至鸭皮轻微气泡的焦酥状态。改小火，加清水、醋、花椒、精盐和鸭子后盖上盖焖5分钟，取出放盘，注意鸭肚朝上，放上葱结，再上锅蒸2个小时，拣去葱结；最后将葱放在锅中爆炒，炒到金黄，将炸好的油淋在酥香的鸭子身上。

【功效】

葱油鸭的关键在于将鸭蒸透、蒸熟，用葱白来提鲜，给孕妇一种清爽的感觉，食欲减退，出现呕吐的现象也会较少出现。鸭肉滋补养血，还可以去肿消倦怠，老鸭汤就是著名的滋补佳肴。鸭肉中含有的脂肪对于孕妇而言，有助于防治妊娠高血压综合征，为准妈妈在滋补的同时避免一些高位疾病。但是鸭肉性寒，不可食用过量。一些孕妇如果身体有虚寒、腹泻、胃部冷痛等情况应少食鸭肉。

孕3月：
增强蛋白质和钙质、维生素的摄入

【元气汤】

雪花鸡汤
【食材】

鸡肉500克，雪花莲15克，党参75克，峨参7克，薏仁500克，姜、葱、食盐适量。

【做法】

将党参和雪花莲切成小块，峨参切片，制作成药袋，然后将鸡宰杀干净，去毛洗净，然后将药袋和鸡一起放在锅中，用冷水开始炖煮。先用大火煮1个小时，再改成小火慢炖，2—3个小时之后，再捞出鸡肉切块，和薏仁一起调味即可食用。

【功效】

鸡肉软烂，煮烂的薏仁软糯香滑，鸡汤鲜美，融入中药精华的汤对于女性而言非常的滋补，非常适合女性食用。对于孕期的女性来说，雪花莲、党参等中药可以调理孕妇的气血，滋肺润肾，为孕妇提供各种维生素、氨基酸等物质，有利于胎儿的发育；配上鸡肉，可以有效补充铁离子，预防和改善缺铁性贫血；加上薏仁，祛除体内湿气，改善孕妇的身体状况。这道雪花鸡汤是一道既营养又美味的汤品，在孕期可以多喝。

猴头菇黄芪鸡汤
【食材】

黄芪10克，母鸡一只，大枣、党参10克，猴头菇100克，姜、葱花适量。

【做法】

先把宰杀好的母鸡洗净切块，猴头菇浸泡至发胀，再切成片，厚度约2毫米左右。

将切好的鸡块放入炖锅中，加入适量的水，把准备的食材放入锅中，再加入适量的料酒，用文火慢慢地炖。炖到鸡肉差不多熟烂的时候，调味即可。

【功效】

猴头菇是菌类植物中助消化、调理肠胃的明星，所以，孕妇在孕期食欲不振或是肠胃不适时，吃猴头菇是很有帮助的；另外，其含有的丰富的氨基酸、维生素等物质都是胎儿发育所必需的，可以增强胎儿的智力发育。对于孕期神经衰弱、消化道溃疡有良好的疗效。它还含有丰富的蛋白质，营养丰富，对人体健康有很大的好处。与母鸡和黄芪结合起来可以为孕妇补充丰富的气血，强健脾胃，让孕期的妈妈精神饱满、充满活力。

南瓜排骨汤

【食材】

猪排骨1斤，南瓜2斤，赤小豆、蜜枣、陈皮少许。

【做法】

将排骨洗干净切段，然后将南瓜洗干净切片，辅料洗干净浸泡。再将这些放在锅中加入清水，一起用大火煮至沸腾，再改为小火炖浓稠，最后调味即可食用。

【功效】

猪排骨可以提供人体所需的蛋白质、脂肪，排骨煮出的浓汤融入了骨头中的精髓，含有丰富的钙质，可以缓解孕期缺钙现象，避免孕妇小腿抽筋；同时还可以帮助气血不足，阴虚的孕妇调理身体，增强免疫力。南瓜中丰富的微量元素钴和胶质，对于人们而言可以减小罹患糖尿病的风险，还可以帮助孕妇调理肠道，缓解孕期便秘的症状。吃南瓜还可以预防孕期高血压，可谓是好处多多。

赤小豆在中医学上具有利尿的效果，孕妇食用，可以帮助孕妇消除孕期水肿，其中丰富的膳食纤维还能很好的通便润肠，降低心脑血脂，产妇多吃还有催乳的作用。蜜枣食入香甜，可以静气安神，对于心脏的健康也有帮助，能够增强心脏肌肉的韧性。

牡蛎豆腐汤

【食材】

1000 克牡蛎，适量豆腐、葱末，若干食盐、胡椒粉。

【做法】

用少许食盐抓牡蛎以祛除杂质，用清水清洗干净之后沥干水分。接着将煮锅里面的水烧开，将牡蛎放入其中烫一下马上捞起，放置一旁以备用。同时将豆腐切成丁，烧开一锅水，4 杯分量就足够，将豆腐和调味料倒入其中，再把牡蛎放入，葱花撒入，熄火就可以啦。

【功效】

很多人对牡蛎的功效停留在强肝解毒、净血活血的层面上，但其实多食牡蛎还能缓解疲劳、提升气色、增强免疫力等。豆腐则能泻火排毒。此汤菜可以为孕妇补充优质蛋白，有益于胎儿的智力发育。同时，很好的缓解孕妇在孕期的食欲不振、便秘等症状。

牡蛎豆腐汤是一道营养又美味的汤品，而且制作方法不是那么的复杂，对孕妇也有很大的好处。孕妈妈一定要多喝牡蛎豆腐汤来补充自身营养，让腹中的胎儿能更好吸收，从而能够更好地成长发育。

【健康菜】

蒸滑鸡

【食材】

鸡肉 250 克，油、食盐、姜、番薯粉、耗油、酱油、味精适量。

【做法】

将鸡肉斩成小块，姜切丝。用姜丝、番薯粉、耗油、酱油、鸡精腌制鸡肉 30 分钟。

起锅隔水蒸 20 分钟即可。

【功效】

蒸滑鸡的蛋白质含量极高，而且很容易被人体吸收，可增强孕妇体力。另外，含有人体生长发育有重要作用的磷脂类，对于胎儿的生长发育很有帮助。肌肉可以喂孕期营养不良的孕妇提供丰富的营养，还可以有效改善准妈妈们畏寒怕冷及贫血虚弱的症状。孕妇在产后气血流失、体虚乳少时，食用这道菜可以很好地帮助孕妇恢复元气，缓解精神疲乏。

竹排糯香鸡翅

【食材】

鸡中翅一打，糯米 100 克，香肠一根、食盐、鸡精、酱油等适量。

【做法】

首先将糯米提前用水浸泡半天。鸡翅去掉中间的骨头，放酱油、糖、黑胡椒粉、食盐、鸡精腌制两个小时。糯米沥干水，将火腿肠切成小丁拌入，再放入一点食盐和鸡精拌一下。把糯米塞进腌好的鸡翅里，也可以用牙签封下口。将填好糯米的鸡翅摆在盘里，浇上腌鸡翅剩下的汁，上锅蒸。高压锅上气后 15 分钟左右。

【功效】

糯米含有蛋白质、脂肪、糖类、钙、磷、铁、维生素 B_1、维生素 B_2、烟酸及淀粉等，营养丰富，为温补强壮食品，对于孕期食欲不佳，腹胀腹泻有一定的缓解作用。

鸡翅也富含丰富的蛋白质，对生长发育都有帮助的。鸡翅还有温和益气、强腰健胃的作用，多吃鸡翅还能强加血管。孕妈妈要多吃这道菜，能促进腹中胎儿更好地发育生长，这道菜是十分营养的，孕妈妈们一定要学会做这道菜哦！

豇豆烧白肉

【食材】

白肉 200 克，豇豆 500 克，葱姜蒜、食盐、糖、料酒、食用油等。

【做法】

白肉洗净后切薄片，豇豆泡软后切片，葱姜蒜切末备用。锅中放入油，五成热时放入葱姜蒜煸炒，下白肉炒至微微出油后烹料酒、酱油。下入豇豆后加水，加入食盐糖来进行调味。焖烧至豇豆软烂，白肉香浓即可。

【功效】

豇豆有健脾利湿，主脾胃虚弱，泄泻、痢疾、白带、小便频数。对于孕期的炎症、腹泻都有缓解作用。白肉具有味甘、性平、入脾、清暑化湿、祛瘀消肿、止带、补五脏六腑等功效。白肉脂肪含量较低，脂肪中不饱和脂肪酸含量较高的肉类。孕期身体肿胀的孕妇可多吃。

对于孕妇来说，吃这道菜是很好的选择，这道菜能滋补身体而且对自己腹中的宝宝的健康成长也有很大的作用，这是一道十分值得去做的菜。

白菜烩牛肉

【食材】

牛肉 250 克，番茄 150 克，大白菜 150 克，黄酒、食盐、猪油、葱等适量。

【做法】

番茄、大白菜、牛肉洗净切片；葱洗净切段；牛肉放入锅中，加清水适量。以旺火烧开，放入猪油、黄酒、葱段、姜片，改小火煮。牛肉快熟时，再加入番茄块、大白菜片，炖至全部熟烂，再加入食盐、味精即可。

【功效】

白菜微寒味甘，具有养胃生津，除烦解渴、利尿通便、清热解毒等功能，是孕期补充营养、净化血液、增进食欲等作用。孕期吃白菜不仅可以起到抗衰老的作用，还富含有丰富的钙、锌、硒等矿物质，对胎儿的发育十分有利。

牛肉富含的蛋白质，氨基酸组成比猪肉更接近人体需要，还能补充失血、修复组织等方面适宜，牛肉还有补中益气、滋养脾胃、化痰息风、止渴的功效，还能起到安胎补神的作用。

孕4月：
增加维生素和锌元素的摄取

【元气汤】

枸杞叶猪肝汤

【食材】

猪肝 300 克，枸杞叶 300 克，枸杞 15 克，酱油、食盐和姜适量。

【做法】

猪肝清洗后浸泡半小时切片，用料酒、酱油及淀粉腌制 10 分钟。将枸杞叶洗净泡 15 分钟。砂锅里放好水、油，水烧开后先放枸杞，再放枸杞叶。等到水完全沸腾后，再倒入腌制过的猪肝片，中火继续煮两分钟，加食盐等调料。

【功效】

猪肝中富含铁质，可以有效缓解孕期缺铁性贫血。猪肝中含量最高的维生素是维生素 A 和维生素 B_2，可以提高准妈妈的生殖机能，维生素 B_2 有利于清热解毒。猪肝的独特之处就在于，它含有一般肉类所不具有的维生素 C。

枸杞叶的药效涵盖非常广，它能解热，而且降低血糖、血压，很多准妈妈孕期被妊娠并发糖尿病和高血压所困扰，吃枸杞食品具有很好的食疗效果。妊娠期准妈妈们抵抗力减弱，枸杞叶煮汤治疗体虚体寒，预防感冒。食欲不振的准妈妈也可以用它来开胃、健脾，对于便秘，枸杞叶也可以缓解哟。

姜归母鸡羹

【食材】

老母鸡 400 克，当归 35 克，蜜枣一个，沙参 35 克，黄芪 20 克，盐和姜适量。

【做法】

把黄芪、沙参和当归用水浸泡 15 分钟。用开水焯一下母鸡，砂锅内装入水和焯好的鸡肉、姜片、蜜枣、当归、黄芪、沙参连带着浸泡用的水倒入砂锅内，大火煮 15 分钟后用小火慢炖约两个小时，加盐调味即可。

【功效】

当归非常适合准妈妈食用，当归含有 18 种氨基酸，其中含有数十种人体必需但是自身不能合成的氨基酸，还含有 20 余种无机元素，如铁、钙、钾、磷和铜等，味道甘甜，性偏温，具有补血、润肠通便的功能。能有效改善准妈妈肠胃吸收水平，多吃当归，再吃别的食品，其中的营养素能更彻底地被吸收。

这道菜的另一个亮点就是姜片，姜不仅可以调味还能为鸡翅解除腥味，而且它也有食疗作用，清热解毒，润肺止咳，而且在孕早期多吃姜片，还能帮助缓解孕吐反应，但是不宜多吃。

火腿洋葱汤

【食材】

火腿 200 克，洋葱 1 个，蒜末，各种调料少许。

【做法】

火腿切小块，用果汁机将洋葱打碎。用油将火腿煎至酥脆盛出，用剩下的油将蒜末和洋葱炒熟，直接倒入水，然后用大火把水烧开，再小火煮 10 分钟，加入火腿，最后调味即可。

【功效】

洋葱的一大功效就在于可以清血，对于孕期高血压、高血脂等疾病都有显著效果。洋葱具有独特的硫磺成分，可以在肠道中产生硫化氢，提高肠蠕动的频率，洋葱富含可溶性食物纤维，同样可以促进肠蠕动，洋葱的杀菌功效也体现在了肠胃方面，抑制有害菌在肠道中的生长，对于孕期女性，可以缓解便秘。

火腿很适合在孕早期，给食欲不振的准妈妈们开胃用，若是怀孕期间精神不大好，腰腿无力、浑身乏力，也适合吃火腿，其健脾生津而且不含太多的脂肪，不会造成营养过剩。

竹荪鲜菇汤

【食材】

香菇3个，竹荪7条，猪油少许，香葱、盐和味精适量。

【做法】

竹荪用冷水泡开干净，切成小段，再泡在清水中。香菇洗干净后切成薄片，香葱切末。锅中加猪油煸香葱白，倒入香菇，加盐炒2分钟。将泡竹荪的水和竹荪一起缓缓倒入锅内，中火煮至沸腾。最后盐和鸡精调味，撒上葱绿即可。

【功效】

竹荪富含维生素、多种氨基酸和无机盐，在中医理论当中，竹荪可以清热解毒、润肺止咳，还有滋阴的功效，竹荪尤其可以养肺，准妈妈在妊娠期容易患上感冒咳嗽，竹荪可以很好地预防，为准妈妈补充营养，提高抗病能力。竹荪具有俗称"刮油"的功能，很多准妈妈在孕中晚期，大量进食，体内囤积了脂肪，会给肝脏造成负担，竹荪吸油脂护肝脏。

香菇素有"山珍皇后"的美名，闻起来香、吃起来鲜，为平性食物，适合准妈妈吃，益气补气血还可降低血脂，对胎儿来说可以补充维生素D，防止佝偻病。

【健康菜】

金针菇蒸鸡腿

【食材】

鸡腿2个，金针菇150克，黑木耳50克，姜蓉和蒜蓉少许，蚝油、浓缩鸡汁、白糖和食盐少许。

【做法】

鸡腿洗净切块，金针菇洗净切成一半，黑木耳切丝。碗中加两勺蚝油、半勺白糖、半勺食盐、三勺清水和蒜蓉、姜蓉以及一勺浓缩鸡汁，拌匀作调味酱汁备用。将木耳和金针菇铺在鸡腿上，再浇上酱汁，用保鲜膜包裹住。将包好的鸡腿，加盖蒸20分钟即可。

【功效】

金针菇对于胎儿的智力发育有很大帮助，金针菇含有人体所需的多种氨基酸和锌，能促进宝宝大脑成长。还可以增强准妈妈的机体活性，从而保障体内新陈代谢顺利进行。

在怀孕期间不少准妈妈容易感到疲惫，金针菇还可以抗疲劳、补气血。鸡肉高蛋白低脂肪，鸡腿肉也是所有部位中含铁量最大的部位。

粉蒸鸡翅

【食材】

鸡翅500克，南瓜200克，五香蒸肉粉，料酒、生姜和食用油适量。

【做法】

翅中洗净，划几道刀口，用生姜和料酒鸡翅腌制10分钟。在腌好的鸡翅上均匀粘上蒸肉粉。切好的南瓜铺在碗底，把鸡翅放在南瓜上，刷一点植物油，蒸20分钟即可。

【功效】

鸡翅上虽肉很少，但是在鸡翅的软骨和骨头里暗藏奥妙，这些部位都是动物关节结合组织，含有大量胶原蛋白和弹性蛋白，准妈妈吃鸡翅的时候注意吃这些部位，可以养护自己的脏器，对血管也有修复功能。鸡翅含有大量的维生素A，甚至含量超过了青椒维生素A能强筋健骨，有助于胎儿视力和上皮组织的发育。

只需在蒸煮鸡翅的时候小火慢炖，不仅能做到不损失营养成分，还可尽最大可能融化其中的胶原蛋白。

太湖银鱼

【食材】

太湖银鱼 500 克，鸡蛋 2 个，笋丝、木耳 40 克，酱油、绍酒、白糖适量，盐、猪油、味精少许。

【做饭】

鸡蛋加少许盐打匀，把笋丝用开水焯一下，木耳泡发洗净。把银鱼放进烧热的猪油里煸炒一下，倒入蛋液搅拌。待到两面煎黄，将蛋饼划成四块，把绍酒、酱油、盐、白糖、味精全部倒入，之后倒入笋丝和木耳，焖煮几分钟即成。

【功效】

银鱼是国际上公认的"长寿食品"。可以润肺止咳，健脾养胃，养胃养肺，许多准妈妈对于咳嗽感冒视如大敌，不妨多吃些银鱼做的菜。银鱼的蛋白质和钙质的含量高得惊人，而且脂肪含量非常少，所以适合准妈妈食用，不仅为自己补充营养，钙质与蛋白质都是对胎儿成长发育很有帮助的营养素。

银鱼一定要整体食用，为的是保留全部的营养，还能为孕期的女性提高免疫力，抵抗细菌和病毒。刚经历了孕早期的准妈妈们，若是因孕吐而营养不良，记得多吃些易消化的银鱼。

潮州大鱼丸

【食材】

大黄鱼 700 克，鸡蛋 2 个，紫菜 10 克，鱼露 16 克，盐、胡椒面、葱花、酱油和味精少许。

【做法】

鱼处理好后做成鱼肉蓉，倒入鸡蛋清、味精、盐和适量清水搅拌至在手中可黏住不掉，再搓成鱼丸，然后放入到清水中浸泡 10 分钟，再整个倒入锅中，大火煮开，小火煮 10 分钟，关火加紫菜、葱花、鱼露、胡椒面和味精。

【功效】

　　大黄鱼营养丰富，富含蛋白质、微量元素和维生素，尤其是富含微量元素硒，准妈妈多摄入硒，有益于新陈代谢，增强抗病能力，对于很多妊娠病发病有防治功能。大黄鱼对于养胃止血、安神补脑，抑制食欲不振有奇效，很多准妈妈食欲不振或是贫血，吃大黄鱼鱼丸，可以补身、改善睡眠质量。但大黄鱼乃发物，若是患有哮喘，或为易过敏体质，切忌食用大黄鱼。

孕 5 月：
维生素 D 和钙质要大力补充

【元气汤】

丝瓜猪蹄汤

【食材】

丝瓜 150 克，猪蹄 1 只，当归 8 克，红枣、生姜 10 克，花生油、胡椒面、盐和绍酒适量。

【做法】

丝瓜洗净去皮去籽，生姜和当归切成薄片，猪蹄剁成块状。锅内倒入适量的水，烧开后放入猪蹄，中火煮 20 分钟。再在油锅中倒入姜片、猪蹄、红枣和当归，加入高汤、丝瓜，适量用盐和胡椒面调味，小火煮 4 分钟即成。

【功效】

丝瓜通络、清热解毒，还能帮助准妈妈下奶，新鲜的嫩丝瓜可以外敷，补水养颜，如果在感冒咳嗽，吃丝瓜还可以化痰。丝瓜是著名的美容蔬菜，富含防止皮肤老化松弛的维生素 B 族，妊娠期准妈妈的第一烦恼是妊娠纹和妊娠斑，多吃丝瓜可以预防。丝瓜能治疗乳痛肿等疾病，还可防治黄疸，增强肠蠕动有益于排便通畅。

怀孕期间如果焦虑、神经衰弱，吃猪蹄可以有效安眠，再者由于生理原因，很多准妈妈会腰酸背痛，猪蹄为平性，补气血还能壮腰膝，而猪蹄含有的胶原蛋白，也是准妈妈养颜美容的不二选择。

雪里蕻肉丝汤

【食材】

瘦猪肉 200 克，雪里蕻 100 克，冬笋 60 克，料酒、盐、味精适量。

【做法】

雪里蕻洗净切成细末，猪肉、冬笋洗净切丝。在锅里倒入高汤，把肉丝和冬笋丝一并倒进去，在高汤里将它们搅均匀，之后放入雪里蕻。中火煮大约 2 分钟之后，加入料酒、盐和味精调料，浇一点植物油，再小火炖一会儿，起锅。

【功效】

雪里蕻含有多种维生素，常吃可以帮助准妈妈们提神醒脑。其独到之处是含有大量的抗坏血酸，如果准妈妈身体有创伤想尽快愈合，需要补充抗坏血酸。抗坏血酸加入到机体的多个氧化还原反应进程中，准妈妈在妊娠期经常容易疲劳，雪里蕻增加大脑的含氧量，保持良好的精神状态。妊娠期各种并发感染让准妈妈很是苦恼，雪里蕻还具有解毒之效，预防感染和疾病，抑制细菌生长。

菠菜肉丸汤

【食材】

菠菜 200 克，猪肉馅 150 克，面粉、葱、食盐、鸡粉、芝麻油适量。

【做法】

肉馅中加入两小勺水和面粉，用筷子顺着一个方向把肉搅匀，把菠菜放到煮沸的水里烫一遍，捞出切成小段。先炒好菠菜，倒入适量冷水，用中火慢炖，把肉馅捏成大小适中的肉丸子，肉丸全部入锅后，用大火把肉丸煮熟，加盐、香油与鸡粉调味，再撒上葱花。

【功效】

菠菜的植物粗纤维在所有蔬菜中位居首位，可以提高肠道蠕动的频率促消化，困扰准妈妈的便秘可以得到有效防治。菠菜也富含胡萝卜素，能在人体中被转化为维生素 A，提高准妈妈的免疫力和抗传染病的能力，孕妇吃过之后也能促进胎儿的成长发育。其最独特的一点就是富含铁质，妊娠期并发贫血多为缺铁引起，多吃菠菜可以补铁。煮熟的菠菜软软的易消化，如果有并发糖尿病的话，吃菠菜能稳定住血糖，不过菠菜草酸含量颇多，一次不要吃太多就行了。

酸辣鳝丝汤

【食材】

黄鳝 150 克，瘦肉 40 克，青椒、番茄 1 个，葱、姜和高汤适量，家用调料少许。

【做法】

黄鳝和瘦肉、青椒分别洗净切丝，番茄切成片状，锅里把油加热之后，首先将鳝鱼、肉丝加葱姜、青椒煸至松散，倒入一点黄酒，再加入适量高汤和番茄，用盖子焖煮 20 分钟，调味后撒上香菜和米醋即可。

【功效】

鳝鱼的铁含量在常吃的所有淡水鱼当中位居榜首，它富含蛋白质、钙质、铁、烟酸和氨基酸，不仅如此，鳝鱼还具有饱和脂肪酸和维生素 B 族，准妈妈吃鳝鱼不仅能补充蛋白质还不用担心长胖。

构成人体组织细胞的物质有很多种，其中最重要的是 DNA 和卵磷脂，这两种物质都能在鳝鱼身上得到体现，孕妇吃鳝鱼对胎儿脑部发育有帮助。值得一提的是，鳝鱼特别含有的"鳝鱼素"，可有助于将准妈妈的血糖保持在一个理想水平，丰富的维生素 A 能促进皮肤的新陈代谢，赶走黏在皮肤上的灰尘和尾气。

【健康菜】

炸酱排骨

【食材】

猪排 600 克，甜面酱、豌豆淀粉适量，蒜头、盐、植物油和白砂糖少许。

【做法】

猪排洗净，斩成几小块，锅中倒入水加热至沸腾，捞出沥干。首先热锅落冷油，炒好蒜蓉，再加入甜面酱和排骨一块儿炒 1 分钟，放入猪排骨的汤、盐和糖，盖上盖子焖 15 分钟，勾芡起锅。

【功效】

排骨是适合一年四季吃的食物，而且具有较高的营养价值，不少准妈妈过了早孕期胃口大开，可以吃些炸酱排骨满足味蕾。孕期常见的症状就包括缺钙，胎儿发育急需钙质，若是宝宝自己没有足够的钙质就会毫不留情地从妈妈身上夺取，所以很多准妈妈会出现腿痛、腰酸等不良反应，这些都警告妈妈们要补钙啦。

贫血或是因为早孕反应而营养不良的准妈妈，也可以多吃排骨来滋补。清洗猪排的时候切忌用热水洗，因为猪排中含有一种物质名为肌溶蛋白，吃过之后对准妈妈的皮肤和骨骼都有益处，而且这个肌溶蛋白可以增进猪排的口感。

香菇糯米粉蒸排骨

【食材】

猪排 300 克，糯米 150 克，香菇 50 克，大葱、小葱、生姜末少许，料酒、胡椒面、糖、酱油、盐和香油适量。

【做法】

把糯米洗净后，用冷水浸泡约两个小时，捞出后用手挤压一下，把香菇切成丁状，把洗干净的肋排沥干水分，加入香油、料酒、盐、胡椒面、酱油、糖、姜蓉和大葱末，腌制半小时。把糯米、肋排和香菇放在一起充分拌匀。把拌匀后的所有食材放在蒸锅蒸 1 个小时，起锅后撒上葱花即成。

【功效】

糯米富含蛋白质和糖类，还含有维生素 B 族和淀粉等，口感柔软易于消化，准妈妈多吃些糯米，能提高食欲还可以缓解腹胀等症状。香菇不仅味道鲜美、独特，而且营养丰富，是准妈妈补充蛋白质的理想食物来源，脂肪含量低而含有多氨基酸，令香菇独树一帜的还有它特有的麦淄醇，这是一般果蔬都没有的，可以转化为维生素 D，有助于钙质的吸收，麦淄醇还能提升准妈妈免疫能力。若是患有高血压准妈妈吃香菇，还能有利于自身降低血压。吃排骨不必多说，它的营养能轻松被胎儿吸收，转化为发育所需的钙质。

翡翠鹅肉卷

【食材】

鹅肉 500 克，大白菜 250 克，鸡蛋 1 个，姜蓉、湿淀粉和鸡汤适量，调料少许。

【做法】

把鹅肉洗干净后制成肉蓉，放在碗中加入盐、葱花、姜蓉、胡椒面、蛋清和味精后搅拌均匀，取大白菜叶放在热水里焯一下。将鹅肉容抱在白菜里面，蒸煮 10 分钟。在锅里倒入鸡汤。最后一步浇汁，把鸡汤倒入锅内，调味勾芡，将汤汁浇在白菜上。

【功效】

鹅肉富含人体所必需的多种氨基酸，恰好这些氨基酸的组成比例和人体所需的氨基酸比例结构基本吻合。鹅肉所含有的蛋白质都是优质蛋白质或者全价蛋白，很适合为准妈妈补充营养，而且鹅肉脂肪含量极低，肉质柔软，容易被消化。对于准妈妈而言，鹅肉是再好不过的高蛋白、低胆固醇和低脂的肉类食品。鹅肉性平，滋阴，益气补血，若是冬天准妈妈吃了鹅肉，还可以养胃生津，为肠胃送来温暖。

梅干菜蒸五花肉

【食材】

梅干菜 200 克，五花肉 500 克，米酒、白糖、冰糖适量，酱油、盐少许。

【做法】

梅干菜冷水泡半小时，五花肉洗净切成小块。梅干菜的水分挤干，加入盐、白糖和酱油搅拌均匀。没有油的锅把五花肉丁中火炒出油来，直到肉质呈金黄色并且大量出油。

加米酒、冰糖和酱油，炒匀。用中火慢炖到汤汁已完全被肉吸收。把肉和梅干菜放在一个盘子里，肉在上方，放入高压锅中煮半个小时即可。

【功效】

梅干菜为江浙一带民间特产，那特殊的香气和味道让人欲罢不能，在妊娠初期可以适量食用梅干菜来增进食欲。在所有腌菜的当中，梅干菜的营养价值最高，尤其是其含有的胡萝卜素和镁，开胃、防止胀气、补血益气，准妈妈吃还可以缓解疲劳。

五花肉富含蛋白质和脂肪，五花肉上的瘦肉的蛋白质比肥肉的要多一些，并且含有多种脂肪酸和甘油三酯，准妈妈吃五花肉可以补充热量和体力。五花肉含有无机盐和维生素 B 族，多吃五花肉还可以补充叶酸，就能间接有益于保胎。

孕 6 月：
补血，补铁为主，预防缺铁性贫血

【 元气汤 】

二红汤

【食材】

红萝卜 200 克，红枣 20 颗。

【做法】

将红萝卜洗干净切成片放在一旁，然后去除红枣的核，将两者混合均匀后一起倒入锅中，加入适量的水，煮沸约半小时，过滤出残渣，留下汤汁即可。

【功效】

红萝卜性温，除了可以清热解毒，健胃消食，还具有化痰止咳、生津止渴等功能。还能为孕妇提供丰富的维生素 A，保证胎儿视力的健康发育。

红枣有养肝排毒补气护嗓，止渴润肺，补血养颜，安神助眠，血管通畅等功能。能增强机体的抵抗力、缓解孕妇的疲劳状态，还能够增强心肌的收缩力、使心肌富含营养。多喝二红汤能帮助孕妇预防缺铁性贫血，孕妇们一定要多喝二红汤，让宝宝更加健康成长。

菠菜姜鱼头汤

【食材】

菠菜 100 克，大鱼头 1 个，鲜冬菇 5 朵，姜、调料适量。

【做法】

将鱼头内的杂物清理出来并洗净，切开一半，使水分晾干，将锅烧热然后放鱼入头煎，两面不断翻动。菠菜洗净切好备用。取适量的清水用大火煮沸，放入刚刚煎好的鱼头，在加入姜片去腥文火煮 40 分钟左右，再加香菇和菠菜，煮熟，放入调料调味即可。

【功效】

菠菜有补血滋阴等功效，对于肠胃积热，大小便不畅，痔疮等症状都有很好的疗效。菠菜中多种维生素的含量高于其他的蔬菜，还可以治疗坏血病。常吃菠菜不仅对孕妇有好处，还可以保证胎儿的视力发育。

鱼脑中含有极为丰富的营养，大家都知道鱼肝油可以促进宝宝的大脑发育。

阿胶牛肉汤

【食材】

牛肉 100 克，阿胶适量，食盐、味精、米酒等少量。

【做法】

将牛肉去筋，切片；然后将牛肉与生姜、米酒同时放入锅中，再加入适量的清水煮 30 分钟。最后加入阿胶，食盐，味精等调料进行调味即可。

【功效】

牛肉中的蛋白质通过熬汤可以渗入到汤里面，孕妇喝牛肉汤可以缓解准妈妈的体虚贫血，增强孕妇的抵抗力，为宝宝营造更好的发育环境。并且对胎儿生长发育有极大的好处。姜有解毒杀菌的作用，能够促进血液循环，健胃暖胃。阿胶则可以帮助孕妇更好地补足气血，改善身体虚弱、精神不振的状况。多喝阿胶牛肉汤能帮助孕妇强身健体，让腹中的宝宝吸收更多的营养，对腹中的宝宝有很大的好处，也对孕妇自身的健康也有很大的好处。

山药羊肉汤

【食材】

羊肉、山药各 200 克，胡萝卜 1 根，黑枣 4 颗，青蒜 1 根，当归、枸杞子、黄芪、姜、米酒各适量。

【做法】

将蒜、山药和胡萝卜去皮后洗干净切成片。然后将山药、胡萝卜、羊肉一起放入锅中，同时放入当归，枸杞子，黄芪等配料，煮30分钟。熄火前加入盐调味，再放入青蒜片即可。

【功效】

羊肉性温热，具有补气滋阴，暖中补虚的功效，是滋补佳品。羊肉还可以调动孕妇的食欲，十分开胃。另外山药中含有丰富的供机体生命活动的重要物质，主要的作用是增强免疫力，保持孕妇身体健康。另外，山药中的粘蛋白与人体的脂肪可以结合在一起，以此来达到预防心血管系统疾病的目的。山药与羊肉一起煲汤，还可以补血养颜、滋阴强身。这道菜是孕妈妈们很好的选择，它具有很高的营养价值，是很好的汤品。孕妈妈们要多喝，来补充钙、铁等矿物质。

【健康菜】

花旗参蒸乳鸽

【食材】

雏鸽600克，猪肉500克，花旗参5克，姜、料酒、盐、香油适量。

【做法】

花旗参切成小片，姜切片。猪肉洗净，用刀背锤成蓉；将乳鸽、参片、猪肉蓉放入碗中，与姜片、精盐、料酒和香油均匀混合，静置在一边调味腌制几分钟。用中火蒸1个小时，乳鸽肉软透时即可。

【功效】

乳鸽含有丰富的蛋白质，营养滋补，强筋健骨，增进孕妇身体机能。多吃乳鸽可以使全身器官活力充沛，新陈代谢通畅，帮助孕妇缓解身体虚弱、疲劳的症状，还可以帮助胎儿补脑。另外，乳鸽可以使孕妈妈富有生气、皮肤靓丽，还能改善孕期毛发脱落，预防腰腿痛，动脉硬化等。这道菜不仅营养而且非常美味，孕妈妈们一定要多吃这道菜。

三菌蒸乌鸡

【食材】

乌鸡 1000 克，白牛肝菌 50 克，鸡枞、香菇 150 克，姜、大葱、各调料适量。

【做法】

鸡枞菌、牛肝菌、香菇改成片，煮熟。乌鸡切块，放于碗中，三菌放入其中，上笼蒸熟。蒸好之后置于盘中，将三菌点缀在盘上，再浇上白汁即可。

【功效】

三菌不仅能降低体内的胆固醇含量，而且可以增强身体器官生命力，具有消疲解乏的功效。所以孕妇可以通过三菌来完善身体的各种器官，也可以保证胎儿身体器官的健康发育。

乌鸡是补虚劳、养身体的上好佳品。温中健腰，滋阴补血。可以有效治疗孕妇的各种虚症，对于胎儿的生长发育和孕妇的身体健康都有很大的帮助。乌鸡比一般的鸡营养价值要高，所以这道汤还可以改善孕期贫血，增强抵抗力，保持细胞活性。

酒香焖鱼

【食材】

鲜鱼 1 条，冬笋、香菇 200 克，肉末，葱姜蒜、淀粉、调料适量。

【做法】

鲜鱼收拾干净后，打一字花刀，在鱼身上裹上一层干淀粉。六成热的油温下锅炸至金黄色捞出。再用五成热油下入辣酱炒出红油，下入葱姜蒜、肉末煸至断生后，烹煮绍酒、酱油。冬笋、香菇翻炒几下后加入清水、盐、味精、糖。下入炸好的鱼大火烧至香浓入味后将鱼捞出装盘，继续大火收浓汤后浇在鱼身上。

【功效】

带鱼是孕期很好的补品。对孕妇经常出现的胃口不好、消化不良等问题都很有帮助。鱼皮还可以给肌肤补充水分，保持皮肤的弹性。黑鱼有补脾利水，去瘀生新，清热祛风，补肝肾等功能。产妇食用黑鱼可催乳补血。酒香焖鱼这道菜口感非常好，大多数孕妇应该都会喜欢这种味道，它真的非常美味，而且营养，孕妇可以根据自己的喜好选择不同的鱼来烹饪。

党参炖黄鳝

【食材】

黄鳝 800 克，党参 25 克，大葱、姜适量，料酒等调料少量。

【做法】

黄鳝去头尾及肠胃，切 4 厘米长的段。将黄鳝、党参同时放入锅中，并加入姜和料酒，加水开火烧沸，再将火调小煮 30 分钟，最后调味即可。

【功效】

黄鳝肉嫩鲜美，可以增加孕妇的食欲。而且黄鳝含有丰富的营养，其中 DHA 和卵磷脂经常吃可以大大提升记忆力，对胎儿的智力发育、大脑健康很有帮助。另外，黄鳝清热解毒、凉血止痛的作用可以治疗孕妇的痔疮，消肿的功效可以改善孕妇水肿的烦恼。党参可以增强孕妇免疫力，降低血压，改善微循环，增强造血功能等。改善孕妇体虚、面黄、气血不足等困扰。

孕7月：
为胎儿补充"脑黄金"

【 元气汤 】

木耳菠菜鸡蛋汤

【食材】

菠菜 100 克，适量番茄 2 个，适量鸡蛋 1 个，适量水发木耳，调料若干。

【做法】

菠菜洗净，过一下热水，木耳用热水浸泡备用；将西红柿洗干净切成块备用；然后加入清水，用大火烧开沸腾，再加入葱和姜等一些调味品。再将鸡蛋磕到碗里搅拌备用，将番茄倒入锅中煮 2 分钟，再倒入鸡蛋，最后调料即可。

【功效】

木耳是纯天然的滋补剂，能够润肺补脑。同时，还可以帮助孕妇排出体内杂质，促进代谢，改善便秘的症状。菠菜中多种维生素的含量高于其他的蔬菜，为孕妇带来丰富铁质。常吃菠菜不仅对孕妇有好处，还可以保证胎儿的视力发育。

猪排炖黄豆芽

【食材】

猪排 500 克，鲜黄豆芽 200 克，料酒 50 克，调料若干。

【做法】

将排骨放入沸水中焯水，用清水洗净。放入砂锅中，用大火烧沸，改用小火炖 1 小时。加入黄豆芽等到汤汁再次煮沸，再改用小火细熬 15 分钟左右，加入调料入味就行。

【功效】

猪排肉为滋补养生佳品，不仅可以提供人体生理活动必需的蛋白质，而且其中所含的丰富的矿物质钙可以维持宝宝骨骼健康；黄豆芽不仅是可口的蔬菜，还可以利尿解毒。准妈妈怀孕时耗费体力，容易疲惫，并且容易出现贫血，猪排可以缓解这些症状，并且有利于胎儿骨骼发育；黄豆芽清热解毒促进孕妈妈保持健康。将两者一起烹煮，不仅汤汁味美，让人回味无穷，而且它的催乳作用对于孕妇来说也是非常适合的。

鹌鹑蛋豆腐白菜汤

【食材】

鹌鹑蛋 10 个，豆腐 200 克，白菜 150 克，调料若干。

【做法】

将鹌鹑蛋打入碗中搅散，白菜洗净，折成小片，豆腐切块。锅烧热加入猪油，倒入蛋汁煎成薄饼，姜拍松，放入锅中，加水煮沸，再加入豆腐、白菜及调料即可。

【功效】

鹌鹑蛋不仅可以补血益气，其养颜美容的功效也尤为显著，重要的是，多吃鹌鹑蛋可以补脑。而豆腐中含有人体所需要的多种微量元素，满足人体的均衡需求，具有调和脾胃，清热解毒润燥等功效。白菜微寒味甘，可以养胃生津、利尿通便，能够疏通肠胃、促进新陈代谢，常吃白菜还可以起到抗衰老作用。孕妇们多吃这道菜对于养颜补脑是很有好处的。

平菇羊血汤

【食材】

平菇 150 克，羊血块 200 克，调料若干。

【做法】

把鲜蘑菇清理干净然后用水清洗，切成两半备用。把羊血块洗净在热水中浸泡片刻，切成方块备用。开火，当油烧至六成热时加入清水，放羊血块，用大火煮沸，再放蘑菇，用小火过煮 30 分钟，最后调味即可。

【功效】

平菇对一些炎症也有很好的疗效，还有促进胎儿大脑发育等功能。羊血性平，可以活血、补血，主治妇女血虚中风、产后血瘀，并且含有丰富的蛋白质等营养物质，其营养价值极高。孕妈妈们在怀孕期间一定要试试这道平菇羊血汤来补补自己的身体，对自己和胎儿都会有很大的好处。

【健康菜】

红枣黄芪炖鲈鲛

【食材】

鲈鱼一条，黄芪 25 克，红枣 4 颗。

【做法】

将鱼去鳞，并清理出内脏，洗干净之后备用。红枣去核，和黄芪一起洗净。开火，将鱼、黄芪、姜、酒同时倒入锅中，注入开水，小火炖 3 小时左右，最后调味即可。

【功效】

红枣中含有大量的维生素，对贫血有很大的改善作用。同时它能排毒养颜，是女性美容养颜，滋阴补血的佳品。经常吃红枣能促进新陈代谢，让皮肤细腻光滑。鲈鱼则可以促进胎儿的大脑发育，可以让你的宝宝出生之后更加聪明，同时，可以帮助孕妇安胎补气，健脾养胃，还可以帮助孕妇催乳。

芙蓉鲫鱼

【食材】

鲫鱼 750 克，鸡蛋清 50 克，火腿 15 克，调料若干。

【做法】

火腿切沫备用，鲫鱼洗净装盘，加绍酒和葱姜笼蒸 10 分钟剔下鱼肉。将鸡蛋搅拌均匀以后放入汤内，加入各种调料入味，大火蒸到半熟之后取出倒在鲫鱼背上，继续放入笼蒸用猛火蒸熟，最后将火腿撒在鱼上，即为芙蓉鲫鱼。

【功效】

鲫鱼不仅可以美容养颜，营养丰富而且口味极佳，产妇食用鲫鱼还有催乳的功效。此外，鸡蛋清还具有清热解毒作用，可以清除孕妇体内的虚火。火腿美味可口，增加孕妇的食欲。三者混合富含了各种营养成分，而且极易被吸收，是孕妇怀孕期间食用的佳品，孕妈妈们一定要好好地试试这道芙蓉鲫鱼。

豆腐炖鱼头

【食材】

豆腐 300 克，鲫鱼 500 克，猪肉 150 克，韭菜 50 克，调料若干。

【做法】

将鱼头洗净，青蒜切成段。水烧沸将鱼头和香菇焯一下，放入鱼头、调料，煮沸撇去浮沫，再小火炖至熟烂。

【功效】

豆腐中含有铁、钙、磷等人体所需要的微量元素，还含有糖类、植物油和丰富的优质蛋白，白菜养胃生津，利尿通便。鱼头中的鱼油一种人类必需的营养素，主要存在于大脑的磷脂中，可以起到维持、提高、改善大脑机能的作用。如摄入不足，婴儿的大脑发育过程就会受阻。因此，有多吃鱼头能使人更加聪明的说法。孕妈妈们要多吃豆腐炖鱼头，让腹中的胎儿变得更加聪明！

菠菜炒鱼肚

【食材】

白砂糖，菠菜，豌豆，鱼肚，调料若干。

【做法】

把晒干的鱼肚用温水泡透；绿色的菠菜洗净待用，倒油入锅中，烧热后，放入菠菜大火翻炒，熟后起锅，装入盘中。再把锅中倒入油。烧热后，放入胡萝卜片，鱼肚，然后用湿生粉勾芡，大火翻炒，加调料至熟，浇在菠菜上即可。

【功效】

鱼肚味甘、性平，营养高、富含人体必需的卵磷脂和不饱和脂肪酸，具有补肾，养筋骨、止血等功效；可以治肾虚，对于产后血崩、创伤出血等有非常好的效果。菠菜具有养血止血、防干防燥等功效，鱼肚非常有营养，可治坏血病，对肠胃积热者尤为有益。

孕8月：
开始增加蛋、肉、鱼、奶的摄入

海带西洋菜生鱼汤

【食材】

海带 50 克，西洋菜 300 克，新鲜生鱼一只，调料若干。

【做法】

将新鲜生鱼，处理干净后，切成大块；将海带浸泡后洗净切成段状，西洋菜切小块，放入适量的水。然后把油烧热，生鱼下锅煎至金黄色。加入适量的清水，煮约半小时，再加入调料即可出锅。

【功效】

海带中富含丰富的钙元素和铁元素，食用海带不仅可以补充人体所需物质，而且有延缓衰老的作用。西洋菜化痰止咳和滋养润肺的作用，是有益身体的保健蔬菜。鱼是人们公认的补脑良药，脂肪含量低，常吃鱼类，可以促进胎儿智力发育。因此，海带西洋菜生鱼汤，是十分有利于孕妇的健康，孕妇多食可保证心脑血管的健康，为日后生宝宝时有一个健康的身体打下良好基础，所以，现在就开始行动吧！

木耳猪腰汤

【食材】

木耳 30 克，瘦肉 300 克，猪腰 2 个，调料若干。

【做法】

猪腰处理干净，去除白筋用盐腌制 10 分钟。木耳泡发，瘦肉切块焯水。清水煮沸后，依次放入猪腰、瘦肉和木耳，加入调料，用大火煮 20 分钟后，文火细熬 1 个小时左右。

【功效】

猪腰主要适宜常腰酸腰痛等人群食用，具有补肾气、固精气的作用。木耳补气血，因为含铁量最高，能清肠胃，促进孕妇体内废物排出。总之，木耳猪腰汤，混合木耳和猪腰子的营养，汤汁入口香醇，美味鲜美，孕妈们吃了之后，身体气血不足，疲乏无力等情况都可以得到很好的调理。但是，因为猪腰的胆固醇较高，妈妈们不宜多吃。

菠菜肉末汤

【食材】

菠菜 200 克，猪肉 50 克，调料若干。

【做法】

菠菜洗净切段，猪肉切块。油烧热，加入葱姜翻炒，在锅内倒入高汤，煮热后放入猪肉和菠菜，大火煮沸后，小火慢熬，加入调料即可。

【功效】

菠菜中含有大量植物粗纤维，食用后可以促进肠道蠕动，帮助消化，排除体内废物；菠菜所含的胡萝卜素和微量元素可以保证营养、明亮眼睛、促进胎儿发育。瘦肉中富含丰富的优质蛋白以及脂肪酸，这些都是人体所必需的，同时多食瘦肉也能为人体提供磷、铁等微量元素，促进新陈代谢，让肌肉时刻保持健康的状态。所以，这道菠菜肉末汤适宜孕妇食用，但由于菠菜中草酸较多，不可过量食用。

核桃茯苓瘦肉汤

【食材】

核桃仁 20 克，茯苓 20 克，瘦肉 200 克，鸡爪 100 克，调料若干。

【做法】

材料洗净，全部切成小块放置一边。然后把鸡爪和瘦肉放到热水中，焯水。将所有的食材，依次放进砂锅，加入生姜、红枣，盖上盖子，用旺火把食物煮开，然后用文火慢炖 1 个小时后出锅。

【功效】

核桃益脑，茯苓健脾，瘦肉强身，核桃茯苓瘦肉汤，集合这 3 种营养食材，很好地为孕妇提供身体必需的滋养。孕妇常吃核桃，对胎儿的脑部发育益处多多；茯苓对孕妈后期身体浮肿情况有利；核桃和茯苓与瘦肉相配，再经过长时间的慢炖，营养汤汁全部聚集在砂锅内。核桃茯苓瘦肉汤，含有大量的营养物质，但是体寒、气虚、气血不足的准妈妈们还是要谨慎食用。

【健康菜】

小鸡炖土豆

【食材】

小鸡 1000 克，土豆 500 克，啤酒 50 克，调料若干。

【做法】

先将小鸡洗净后剁成块状，土豆去皮，放入沸水，焯水；土豆煎炸至金黄色，再将鸡块煸炒。接着用小火慢炖，放入土豆同煮。土豆熟透，鸡块肉炖烂即可，加入调料即可。

【功效】

肉质鲜美、易消化一直是鸡肉为人们所称赞的品质，其中富含丰富的蛋白质也为它的功效增添了色彩，孕妇多食鸡肉，可及时改善营养不良、疲乏无力的状况。土豆含有的淀粉和微量元素，能够帮助孕妇治疗消化问题，同时土豆热量低，还能够降糖降脂，有益美容、延缓衰老，还可以为孕妇提供丰富的碳水化合物，补充能量。

枸杞蒸猪肝

【食材】

猪肝 300 克，枸杞 20 克，调料若干。

【做法】

新鲜猪肝洗净后切片腌制。1 个小时后，捞起猪肝放入蒸笼中，用大火蒸 20 分钟后即可出锅。

【功效】

猪肝具有养肝明目、健脾补气的作用。很多孕妇都易产生贫血的情况，而猪肝中富含丰富的铁元素，可及时为孕妇改善贫血现状，是孕妇在怀孕期间不得不选择的圣品。枸杞有显著的明目和抗疲劳功效，有效改善孕妇眼花等病症。枸杞蒸猪肝两者相得益彰地展现出极高的营养价值。需要提醒的是，猪肝属于内脏部分，食用前要清洗干净，高温杀菌，同时具有高血压、冠心病或过度肥胖的准妈妈们要合理食用，不可贪嘴多食。

锦绣蒸蛋

【食材】

鸡蛋 2 个，土豆 1 个，青椒 1 个，胡萝卜半个，莴笋少许，调料若干。

【做法】

将鸡蛋打匀，倒入半碗凉水搅拌，再加入盐、糖、鸡精和白胡椒兑清水调成汁。把鸡蛋上锅蒸。莴笋去皮切丁，土豆、胡萝卜和香肠切小块，翻炒加上调好的汁水。最后，鸡蛋出锅浇上翻炒的蔬菜即可。

【功效】

水蒸蛋中含丰富的优质蛋白且鸡蛋的蛋白质消化率极高，能够很快地被人体吸收、消化。鸡蛋中的维生素、钙类和铁元素，使得孕妇能够很好地预防孕期的各种营养缺乏疾病。胡萝卜具有明目的作用，土豆易消化，因此，锦绣蒸蛋不仅防止了鸡蛋的营养流失，而且使得各种微量元素的聚集，及时补充人体营养。最重要的是，做法简单，相信很多准妈妈都动心了吧。

冬菜蒸鳕鱼

【食材】

银鳕鱼足量，冬菜、芥菜适量，调料若干。

【做法】

芥菜用开水烫一下摆盘，在锅中放入冬菜翻炒，加调料、高汤用文火煮沸调汁。将银鳕鱼调味，腌制 10 分钟，蒸煮后取出，倒在芥菜上，淋上炒好的冬菜即可。

【功效】

鳕鱼素以"冻而不僵"闻名，活跃在寒冷水域，而且营养丰富，因此，鳕鱼的价值很高。常年生活在海水中的鳕鱼的肉质甘美，体内的镁元素，对人体的心血管功能具有很好的滋养作用，孕妇食用后，能够预防孕期高血压等心血管疾病。冬菜中多种维生素的富含也使得冬菜成为人们健脑开胃菜的首选，多食冬菜可使得挑食的孕妇口味大开，更易补充营养。冬菜蒸鳕鱼，很好地保留了鳕鱼的全部营养，同时渗入冬菜的鲜味，使得孕妇在补充营养的同时，可以享受美味。

孕 9 月：
注意清淡饮食，补充蛋白质、多种维生素

【 元气汤 】

五菇汤

【食材】

蘑菇 100 克，水发冬菇、熟笋和花生油各 40 克，绿叶菜、醋、酱油、香油、鲜汤、湿淀粉、家用调料适量。

【做法】

将冬菇、蘑菇和熟笋 3 种分别洗干净之后用刀切成跟自己大拇指指甲差不多大小的片状，然后就是处理绿叶菜，冲洗干净后也切成差不多大小的段，等油放入锅中，待其烧得差不多八成熟的时候，将蘑菇、熟笋和鲜汤一块放入锅中，加上各种美味的调料，等汤烧开，然后加入醋、湿淀粉等，盛出锅之后淋入香油，撒上胡椒粉就大功告成了。

【功效】

蘑菇里面含有大量人体必须的微量元素，不仅能提高人类的机体免疫能力，还可以增强某些细胞的功能。其实，蘑菇还有一种神奇的功效，可以镇痛，它的镇痛效果甚至可以与吗啡相媲美。并且能够止咳化痰，对于那些在孕期长期咳嗽的准妈妈们都很有帮助。蘑菇中含有的络氨酸酶，还可以降低血糖血脂。另外，冬菇对于增强抗疾病和预防感冒以及治疗都有非常好的效果，尤其对预防婴儿的血磷那是很有成效的。

虾干竹荪汤

【食材】

虾干 10 只，竹荪 8 只，娃娃菜 2 棵，火腿、枸杞、葱、姜等适量。

【做法】

把虾干拿出来用开水浸泡 10 分钟左右，竹荪则要用凉水浸泡 30 分钟左右，在娃娃菜的顶部切出刀纹，放入开水中煮熟后捞出来放在一旁置凉；往锅中倒入适量的油，将虾干与葱姜蒜末一起放入煸香，在加一点料酒后加适量开水，用大火猛煮至汤的颜色接近奶白色，最后放入其他食材，熟后出锅就行了。

【功效】

虾干最主要的就是为孕妇和宝宝带来丰富的钙质，改善孕妇由于缺钙引起的小腿抽筋、牙齿松动、手脚无力等症状，也可以促进宝宝的骨骼发育。竹荪的功效有很多，例如润肺止咳、补气等，它不仅可以提高人体免疫力，还可以预防肿瘤。虾干竹荪汤这道汤，是十分值得孕妈妈们学一学的，它的营养价值十分高，而且很美味，多吃对身体有很大的好处。

玉米西蓝花汤

【食材】

西蓝花 250 克，玉米粒、盐、味精、酱油、葱姜蒜适量。

【做法】

葱、蒜、姜切碎；西兰花放入水中煮一下捞出；炒锅中放入少许油，葱、姜、蒜爆香；大火放入西兰花和玉米粒一起翻炒，加入适量的盐、味精等调味即可出锅。

【功效】

西兰花中含有丰富的类黄酮物质，在防止感染方面是具有极佳疗效的，并且还是最好的血管清洁剂，可以清洁血管中的杂质从而防止血小板凝结成块，在一定程度上抑制了心脏病和中风的可能性。西兰花中还含有丰富的维生素 K，可以维持生物的活性。

大家都觉得玉米煮久了之后会变老，不好吃，其实大家不知道煮玉米的时间越长，玉米对人体的帮助越大。吃玉米时最好是要嚼烂，以助消化。肠胃不好的人不宜多吃。建议孕妈妈们要尝试一下玉米西兰花汤，喝这个汤，是十分滋补的，对自己的身体很好，营养价值很高，对腹中的胎儿的健康成长也有一定的作用。

砂仁鲫鱼汤

【食材】

鲫鱼 1 条，砂仁 5 克，盐、味精、酱油、葱姜蒜适量。

【做法】

鲫鱼杀好处理好其内脏，洗干净沥出多余的水分，砂仁研至成粉末，与少量的油、盐充分搅拌均匀，一起塞入鱼的肚子中，用棉线缝合，放入砂锅中，加适量的水，用文火慢炖 1 小时左右即可。

【功效】

砂仁味辛性温，具有开胃止泻、理气安胎的功能，主治孕期脾胃虚寒、呕吐泄泻，胎动不安。准妈妈们吃鲈鱼很有好处，能够缓解贫血头晕。鲈鱼富含大量的营养元素，而这些恰好都是宝宝发育所必不可少的。孕妈妈们可多喝砂仁鲫鱼汤，帮助安胎调理。

【健康菜】

白切鸡

【食材】

雏母鸡 1 只，香菜 100 克，葱、姜、植物油、盐等适量。

【做法】

准备好所有的食材之后，最开始应该把备用的姜去皮，并顺带把葱白洗干净，放在一旁让其水分自动晾干。然后，把晾干之后的姜、葱白及备用的香菜切成碎末，放入其他器皿之中拌匀，然后将盛有这些姜，葱白，香菜的玻璃器皿拿去微波炉中，微微加热 30 分钟，让这些食材的香味充分溢出，才是做盐焗鸡的关键及收官，将盐、糖及雏母鸡调匀，浇上烧热的油，点在葱姜末上即可。最后，我们可以依据个人口味酌量添加一些酱油，也是别有一番风味。

【功效】

在乡村，每逢过年过节总能吃一些大鱼大肉，来迎合节日的喜庆氛围，在这些肉中，鸡肉绝对占有着举足轻重的地位。鸡肉极易吸收，可以有效地增强我们的体质，强健我们的体魄，也含有对我们人体有用的磷脂，对一些特殊的亚健康人群也有极好的食疗作用。此外，白斩鸡不算特别辛辣的菜品，可以适合沿海地区清淡的口味。

香菜能治伤风感冒、胃寒痛、呕吐、孕期高血压、消化不良等症状。建议孕妈妈们多吃白切鸡，提高身体的抵抗力，帮助宝宝健康发育。

富贵鸡

【食材】

鸡 1200 克，荷叶 30 克，猪里脊肉 150 克，香菇 30 克，冬菜 40 克，竹笋 110 克，料酒、葱姜等适量。

【做法】

准备好一只肉质鲜美的鸡作为原材料，对其做一些切去脚掌之类的基本处理，用刀背将其敲扁，方便其入味。将处理好的鸡和其他一些腌制要用的作料，例如，葱、姜、酱油、料酒等，让它们在一起腌制 10 分钟。同时把香菇在清水里面泡软，切去根蒂备用；将猪里脊肉、香菇、冬菜、竹笋、辣椒等洗净切丝。待锅烧热了，就可以把鸡放进去了。然后，就可以将切好的菜丝一起加入锅中，翻炒直至熟透，并加入一些生粉炒匀，盛起后塞入此前腌制的鸡内腹之中。将处理过的鸡移到玻璃纸上，里里外外裹上三层，为避免松滑，必须系好麻绳，然后裹上荷叶增加其清香，也得系上麻绳。然后，在这些外面裹上锡箔纸，放入烤箱之中，静静等待 30 分钟之后就可得到一份美食。

【功效】

不同于白斩鸡的平淡，这道富贵鸡不仅寓意着富贵吉祥，也以其丰富的食材吸引着一批批食客的目光，调动着他们的味蕾。鸡肉的重要性无需赘言，其营养价值也是不言而喻的，味道之鲜美可口更是让孕妇、婴儿为之倾心驻足。里脊肉也绝对是猪肉中的翘首，能有效治疗贫血，竹笋味道也是极好的，更能促进肠道蠕动，促进消化。

平锅福寿鱼

【食材】

福寿鱼 250 克，姜、青蒜、盐香菜、白胡椒粉、生抽、白糖适量。

【做法】

鱼杀好，洗净，切刀花；姜、香菜、青蒜都切成末，平底锅下少量的油，将鱼放到锅内中煎至两面金黄，下调料末爆香；加白胡椒粉、白糖、生抽提鲜烹煮 4 分钟即可。

【功效】

福寿鱼里蛋白含量高，有利于人体消化吸收。对准妈妈来说还可以祛除让人讨厌的妊娠斑，保持孕妇皮肤的白皙光滑。其含有硒丰富，具有很强的抗氧化作用。

蒸鳜鱼

【食材】

鳜鱼 1 条，蒸鱼豉油 30 毫升，葱姜、料酒等适量。

【做法】

在鳜鱼身上切两个十字花刀，擦上盐和料酒腌制 10 分钟。在鱼肚中塞入少量葱姜，蒸 7 分钟左右，然后焖 1 分钟，在鱼的身上淋上蒸鱼豆豉油，大火加入炒锅中的油七成熟，趁热淋在鱼的身上即可。

【功效】

鳜鱼是补气血、改善孕妇身体虚弱的食品。对于孕晚期的妈妈来说比较适合，既可以补充应有的营养成分，又不会加大脂肪的摄入，减轻了日后分娩的痛苦，还可以让胎儿更好地吸收营养，维持健康身体。

孕 10 月：
需要大力补充铁质

【元气汤】

花生炖猪蹄

【食材】

猪蹄 500 克，花生米 200 克，黄花菜 50 克，调料若干。

【做法】

将猪蹄洗净切块，黄花菜切段状，花生浸泡。然后，把猪蹄放进锅内焯水。最后，将猪蹄、黄花菜、花生米一起放进炖盅内，用中火慢炖 3 小时左右，再调味。

【功效】

猪蹄中富含丰富的胶原蛋白是人尽皆知的，而胶原蛋白对皮肤的好处也不用多提，所以多食猪蹄能达到嫩肤的效果。花生含有的维生素 B_2 和维生素 E，能够增强记忆，防治唇裂等肌肤疾病。猪蹄入口即化，花生口感潮润，易于孕妇消化。但是需要注意花生猪蹄汤，孕妈们可不能贪心多食，尤其是患有肝胆疾病和高血压的孕妈应该少吃或不吃，在临睡前也不要吃猪蹄，防止血液浓度高，血液流通不畅等问题。

姜醋猪蹄

【食材】

猪蹄 500 克，姜 250 克，醋 300 克，鸡蛋 4 个。

【做法】

猪蹄洗净切块，焯水；老姜洗净去皮切片翻炒放盐，等到姜片变土黄色盛起。鸡蛋煮熟，然后，甜醋煮开放糖加入姜片，煮开倒入猪脚和鸡蛋，旺火煮开小火慢炖 1 个小时。

【功效】

姜醋猪蹄，是孕妇适宜吃的滋补食物之一，具有驱除体内虚寒，养血补虚的功效。猪脚与姜醋同煮，大量钙质溶于醋中，对孕妇补充铁质，强健体魄有很好的作用。在煮姜醋猪蹄的过程中，要注意，姜和醋比例约为 1 ∶ 3，姜醋猪蹄的汤汁浓郁，熬煮时间越长，味道越好。姜醋猪蹄，不仅美味，食材还可重复使用，简约不简单哦。

红枣桂圆白鸽汤

【食材】

乳鸽 1 只，晒干的大枣 50 克，桂圆 50 克，炙鳖甲、炙龟板 30 克，枸杞 20 克。

【做法】

大枣去核浸泡，桂圆剥壳浸泡，乳鸽去内脏洗净，焯水后捞出。将炙鳖甲和炙龟板煎煮半小时，加入枸杞一起煎煮 20 分钟。取药汁倒入炖锅中，放入大枣、桂圆和乳鸽同煮，用小火大约煮 1 个小时后出锅。

【功效】

乳鸽肉质紧嫩，口味丝滑。鸽肉中富含的营养，增值补脑，促进伤口愈合。孕妇食用后，腰腿疼痛的情况很快缓解；对胎儿的脑部发育也有很多好处。孕妇食用红枣桂圆白鸽汤后，能够养血安胎，加快新陈代谢，对孕妇和胎儿的身体发育都有益，且具有安胎的作用，可是，该补品偏热性，食用过多易上火滞气，孕妇有高血压等疾病要注意。

木瓜猪肉丸

【食材】

猪肉 250 克，木瓜半颗，调料若干。

【做法】

猪肉洗净剁成肉末，木瓜削皮切片。把少量的胡椒粉、鸡精、盐放在碗中，倒入适量的开水，搅拌后静泡。然后将肉馅也进行顺时针方向的搅拌，同时将早早准备的葱花、姜末等调料放入碗中搅拌均匀。接着氽丸子，等丸子熟后加入木瓜同煮，大约两三分钟后放调料即可。

【功效】

木瓜低卡路里，有助于减肥；能有效排毒，木瓜汤能有效祛除体内毒素；木瓜治疗便秘及消化不良等。木瓜汤营养好吸收、帮助消化，远离肥胖。猪肉丸可以提供血红素和促进铁吸收，补充钙质，对于孕妇来说滋阴补虚，健脾胃。木瓜猪肉丸，低热量，是一道不可多得的既不会引起肥胖，又能补充足够营养的美味。

【健康菜】

炖鳝酥

【食材】

鳝鱼 1000 克，优质五花肉 100 克，调料若干。

【做法】

将鳝鱼处理干净；五花肉洗净切片。用大火把锅烧热后，把鳝鱼炸到金黄色后捞出。接着，把葱姜用酱油炒香后，放鳝鱼、肉片烧沸后加白糖烧热，放入蒜瓣小火慢炖，炖至肉质酥烂。

【功效】

鳝鱼，常年活跃在水中，所以肉质新嫩。它的营养价值很高，富含蛋白质，能够消除孕妇水肿，提高免疫力。富含胆固醇，能够治疗贫血，体内的铜、磷等微量元素可以供给身体能量，调节身体机制。炖鳝鱼，添加了优质的五花肉，鱼鲜味上更多了一些肉的甜美滋味。在鳝鱼的腥味的处理上，加入姜片和葱段，不仅祛味，而且对虚寒病症的孕妇大有益处。

鲈鱼炖姜丝

【食材】

鲈鱼 1000 克，鲜香菇 50 克，调料若干。

【做法】

把鲈鱼洗净，鲜香菇清洗后去蒂，切成细条状，生姜切丝。把姜丝和香菇一同码在鱼身上，加清水煮沸后，放鲈鱼，用大火上笼屉蒸 15 分钟。

【功效】

鲈鱼是鱼中之精华，具有补肝肾、健脾胃之效，对孕妇来说，可以治疗胎动不安，安心静神。鲈鱼既能很好的补身养体，同时脂肪含量低，在轻松补充营养的同时还能达到保持身材的效果，实在是孕妇们健脾益气的最佳选择。鲈鱼炖姜丝，是闽菜中的名菜，姜味浓郁，鲈鱼鲜美，对孕妇的妊娠期贫血、体虚有很好的滋补效果。

雪花鱼丝羹

【食材】

新鲜大黄鱼 500 克，冬笋 50 克，冬笋、鸡蛋、香菇、火腿、调料若干。

【做法】

把大黄鱼洗净，剁成鱼泥搅拌调味。鸡蛋倒出蛋清、冬笋、香菇、火腿切成细丝。然后将鱼泥上撒上干淀粉，擀成薄皮。把鱼片沸焯水捞出，接着，炒锅放鱼丝、笋丝、香菇同时放进锅，加味精、盐调味烧沸；再焖煮。

【功效】

黄花鱼正新鲜的话，蛋白质含量也是最高的时候，同时还包含了磷、铁等微量元素，由此可见，多食新鲜的黄花鱼可达到预防冠心病及动脉硬化的等疾病的效果。大黄鱼脊肉组织松软，有利于消化和吸收，很适合孕妇食用。冬笋不仅食用价值高，还可以用于医药，冬笋的高蛋白、高营养对孕妇日常的食疗中很有作用。雪花鱼丝羹，不仅软润而且好看哦。

米粉蒸凤爪

【食材】

米粉 200 克，凤爪 300 克，豆豉汁 100 克，调料若干。

【做法】

凤爪清洗装盘；米粉浸泡。凤爪焯水油炸至深红色，加入调料连盆蒸 2 小时。把米粉和凤爪放进大碗中，用豆豉汁搅拌均匀，再用大火蒸制 20 分钟。

【功效】

如果多食用凤爪，它包含的钙质和胶原蛋白都能为人体所吸收，可达到养颜美容的效果。米粉蒸凤爪，在最大的程度上，保留了鸡爪的鲜味和防止胶原蛋白的流失。还有，凤爪多筋，米粉炖凤爪，可以使凤爪易嚼易碎，孕妇食用起来，也不会觉得费劲。米粉蒸凤爪，是一个促消化、能美容、营养足、味道美的佳品，来尝试做做吧。